Smart abnehmen nach Punkten

Die 101 besten Rezepte zum schlank werden mit dem Thermomix

Claudia Lehmann

Inhaltsverzeichnis

1. Grundidee

Als Mutter und leidenschaftliche Köchin liegt mir die gesunde Ernährung meiner Familie besonders am Herzen. Was mir allerdings auch wichtig ist: Die Rezepte müssen schmecken und schnell und einfach zubereitet werden.

Seit Jahren koche ich mit dem Thermomix und habe daher für Sie meine Favoriten zusammengestellt. Und dies nach folgenden Kriterien:

Lecker!

Die Rezepte sind praktisch „kampferprobt": Meiner Familie und insbesondere meinen Kindern schmecken diese Gerichte super. Und dies, obwohl ein doch relativ hoher Anteil an „Grünzeug" in den Zutaten vorkommt.

Gesund!

Ich habe bei der Rezeptauswahl besonders auf Gerichte geachtet, welche einen geringen Anteil an gesättigten Fettsäuren und Einfachzuckern haben. Konkret bedeutet das: Gerichte mit wenig Butter, Sahne oder Zucker.

Statt Zucker und Fett sind in den Gerichten folgende Stoffe die Energielieferanten:

- ▶ Eiweiß in Form von hochwertigen Proteinen aus Fisch, Rind oder Hühnchen
- ▶ Komplexe Kohlenhydrate wie Kartoffeln, Reis oder Körner (Körnerbrot)
- ▶ Gemüse und Obst (Salate, Suppen, Smoothies)

Aus diesem Grund sind die Rezepte zweifelsohne zum Abnehmen geeignet und passen zu vielen Diätplänen.

Einfach und schnell!

Im Alltag bleibt oft nicht viel Zeit für das aufwendige Zubereiten von Mahlzeiten. Der Thermomix vereinfacht das Kochen schon etwas – aber nicht unbedingt, wenn man ein kompliziertes Rezept als Basis hat.

Sie finden in meinem Buch Rezepte, die sich sehr einfach und schnell nachkochen lassen.

Ebenso habe ich auf eine simple und eindeutige Rezeptbeschreibung geachtet.

Alles!

Für jede Gelegenheit habe ich Rezepte zusammengestellt:

Rezepte für Frühstück, Mittagessen oder Abendbrot, Dips für eine Party, Tee bei Erkältung oder einen Smoothie für zwischendurch. Sogar ein 5-Gänge-Menü lässt sich aus der Kombination dieser Rezeptideen zaubern.

Im Detail bedeutet dies:

Frühstück:

Hier finden Sie Quarkspeisen, Frühstücks-Shakes, Gerichte mit Müsli oder Brei. Oder Sie backen zum Frühstück ein Brot: Hierzu finden Sie Rezepte im Kapitel für Brotrezepte.

Suppen:

Viele gesunde Suppen, einige vegan oder vegetarisch – andere mit Fisch oder Hühnchen.

Salate:

Vom klassischen Caesar Salad mit Hähnchenbruststreifen bis zum Rohkostsalat!

Snacks und Dips:

Marmeladen, Brotaufstriche oder Party-Dips sind hier zu finden.

Hauptgerichte:

Das größte Kapitel! Rinderfilet, Fischgerichte, Eintöpfe oder Nudelgerichte finden Sie zum Beispiel hier. Viele Anregungen also für ein leckeres Mittag- oder Abendessen.

Desserts:

Kuchen, Eis oder Shakes werden hier beschrieben.

Smoothies:

Gesunde und schnelle Zwischenmahlzeiten.

Tee:

Als Getränk zum Frühstück oder bei Erkältung.

2. Frühstück

2.1 Himbeer- & Bananen-Quarkspeise

2 Portionen

Zutaten

- 100 g Himbeeren (tiefgekühlt)
- 150 g Magerquark
- 15 g Leinöl (möglichst geschmacksneutral)
- 70 g Banane, in kleinen Stücken
- 50 g griechischer Joghurt
- 3 EL Chiasamen

Zubereitung

- Himbeeren gefroren in den Mixtopf geben
- 5 Sekunden / Stufe 10
- Alles mit dem Spatel hinunterschieben
- Banane dazugeben – 3 Sekunden / Stufe 5
- Hinunterschieben
- Quark hinzufügen – 10 Sekunden / Stufe 5
- Hinunterschieben
- Falls sich die Masse noch nicht gut verbindet, Joghurt und Leinöl hinzufügen
- 10 Sekunden / Stufe 5
- Hinunterschieben und ggf. wiederholen
- Chiasamen erst über die fertige Speise streuen
- Servieren

Punkte (pro Portion): 6

Nährwerte (pro Portion): 261 kcal, 17 g KH, 14 g EW, 15 g FE

2.2 Dinkel-Bananen-Waffeln

2 Portionen

Zutaten

- ➢ 160 g Dinkel
- ➢ 50 g Buchweizen
- ➢ 1 Prise Salz
- ➢ 1 Messerspitze Vanille
- ➢ 1 Banane
- ➢ 70 g Cashewnüsse
- ➢ 220 g Mineralwasser (mit Kohlensäure)

Zubereitung

- ➢ Dinkel und Buchweizen 1 Minute / Stufe 10 mahlen
- ➢ Cashewnüsse dazugeben
- ➢ Nochmals 20 Sekunden / Stufe 10 mahlen
- ➢ Übrige Zutaten hinzugeben
- ➢ 2 Minuten / Stufe 5 vermischen
- ➢ Ggf. noch zusätzliches Mineralwasser hinzugeben – Der Teig sollte zähflüssig sein
- ➢ 30 Minuten ruhen lassen
- ➢ Waffeln backen und servieren

Punkte (pro Portion): 13

Nährwerte (pro Portion): 613 kcal, 88 g KH, 18 g EW, 19 g FE

2.3 Hirse- & Obst-Frühstück

1 Portion

Zutaten

Für den Hirsebrei
➢ 30 g Hirse oder Hirseflocken
➢ 120 g Äpfel oder Bananen
➢ 6 Pflaumen, entsteint und halbiert
➢ 140 g Wasser
➢ 1 Prise Salz
➢ 1 TL Honig
➢ 1 Prise Zimt

Garnierung
➢ Bananenscheiben
➢ Apfelstücke
➢ Pflaumen, halbiert
➢ Zimt nach Geschmack

Zubereitung

➢ Hirse in einer Getreidemühle grob mahlen
➢ Ggf. in einem Sieb mit heißem Wasser durchspülen
➢ Alternativ: Hirseflocken verwenden
➢ Äpfel in den Mixtopf geben
➢ 3 Sekunden / Stufe 5 zerkleinern
➢ Hirse, Pflaumen und das Wasser hinzufügen und 10 Minuten / 100 °C / Stufe 1 kochen
➢ Salz, Honig und Zimt in den Mixtopf geben
➢ Alles 10 Sekunden / Stufe 8 pürieren
➢ Brei in eine Schale umfüllen
➢ Ca. 10 Minuten quellen und auskühlen lassen
➢ In der Zwischenzeit die Garnierung klein schneiden
➢ Die Garnierung mit Zimt bestreuen
➢ Zusammen servieren

Punkte (pro Portion): 4

Nährwerte (pro Portion): 305 kcal, 66 g KH, 5 g EW, 1 g FE

2.4 Frühstücks-Shake

1 Portion

Zutaten

- ➢ 1 Apfel, in Stücken
- ➢ 1 Banane, in Stücken
- ➢ 1 Birne, in Stücken
- ➢ 35 g Haferflocken
- ➢ 100 g körniger Frischkäse (Hüttenkäse)
- ➢ 100 g Bananensaft (ohne Zuckerzusatz)
- ➢ 1 TL Zimtzucker
- ➢ 100 g fettarme Milch (1,5 %)
- ➢ 1 EL Zitronensaft, frisch gepresst

Zubereitung

- ➢ Zucker und Zimt in den Mixtopf geben
- ➢ 15 Sekunden / Stufe 10 pulverisieren
- ➢ Apfel, Banane, Birne & Zitronensaft hinzugeben
- ➢ Im Mixtopf 30 Sekunden / Stufe 9 zerkleinern
- ➢ Ablagerungen mit dem Spatel nach unten schieben
- ➢ Haferflocken & körnigen Frischkäse zugeben
- ➢ 15 Sekunden / Stufe 6 cremig rühren
- ➢ Bananensaft & Milch zugeben
- ➢ 1 Minute / Stufe 10 mixen

Punkte (pro Portion): 13

Nährwerte (pro Portion): 611 kcal, 106 g KH, 22 g EW, 9 g FE

2.5 Fitness-Frühstück: Quark mit Chia

2 Portionen

Zutaten

- 250 g Magerquark
- 150 g Naturjoghurt (1,5 %)
- 100 g gefrorene Früchte (z. B. Himbeeren)
- 1 EL Chiasamen
- 1 TL Agavendicksaft
- 1 TL Zimt
- 50 g Milch

Zubereitung

- Die Chiasamen in der Milch ca. 1 Stunde quellen lassen
- Die leicht angetauten Früchte in den Mixtopf geben
- 10 Sekunden / Stufe 5 mixen und umfüllen
- Quark, Joghurt, gequollene Chia, Agavendicksaft und Zimt in den Mixtopf geben
- Mit dem Schmetterling 30 Sekunden / Stufe 4 aufrühren
- Quark auf einen Teller geben und die Früchte dazugeben
- Mit etwas Zimt bestreuen
- Servieren

Punkte (pro Portion): 3

Nährwerte (pro Portion): 174 kcal, 15 g KH, 20 g EW, 3 g FE

2.6 Quinoa-Granatapfel-Frühstück

1 Portion

Zutaten

➢ 80 g Quinoa
➢ 100 ml Sojamilch
➢ Vanille nach Geschmack
➢ Honig nach Geschmack
➢ Kerne aus 1 Granatapfel
➢ 1 geh. EL Kokosflocken
➢ Obst, in Stücken, nach Geschmack
➢ Optional Zimt, Gewürze, Kokosöl

Zubereitung

➢ Quinoa mit kochendem Wasser abspülen
➢ Mit Sojamilch, Vanille und Honig in den Mixtopf geben
➢ 30 Minuten / 100 °C / Linkslauf köcheln, bis ein Brei entsteht
➢ Das Loch in der Mitte des Deckels offenlassen (sonst kocht es über)
➢ Granatapfelkerne und weiteres Obst, falls gewünscht, in den Mixtopf geben
➢ 20 Sekunden / Linkslauf Stufe 3
➢ Servieren

Punkte (pro Portion): 12

Nährwerte (pro Portion): 526 kcal, 79 g KH, 13 g EW, 16 g FE

2.7 Power-Frühstück: Erdbeer-Vanille-Smoothie

1 Portion

Zutaten

- ➢ 150 g Erdbeeren (frisch)
- ➢ 250 ml Milch (1,5 %)
- ➢ 1 Messerspitze Vanillezucker

Zubereitung

- ➢ Erdbeeren waschen und Grün entfernen
- ➢ Die Beeren in den Mixtopf geben
- ➢ 10 Sekunden / Stufe 10 pürieren
- ➢ Das Mus in ein Glas umfüllen
- ➢ Die Milch in den Mixtopf geben
- ➢ 10 Sekunden / Stufe 10 aufschäumen
- ➢ Vanillezucker dazugeben
- ➢ Weitere 5 Sekunden / Stufe 5 verrühren
- ➢ Den Milchschaum über die Erdbeeren gießen

Punkte (pro Portion): 5

Nährwerte (pro Portion): 175 kcal, 24 g KH, 9 g EW, 4 g FE

2.8 Bananen-Hirsebrei

1 Portion

Zutaten

- ➢ 60 g Hirse, gewaschen
- ➢ 400 g Magermilch (0,3 %)
- ➢ 100 g Wasser
- ➢ 15 Tropfen Flavdrops Toffee
- ➢ 1 Banane

Zubereitung

- ➢ Die gewaschene Hirse mit Milch, Wasser und Flavdrops in den Mixtopf geben
- ➢ Die Banane in grobe Stücke brechen und dazugeben
- ➢ Messbecher einsetzen und 15 Minuten / 90 °C / Stufe 2 garen
- ➢ Ohne Messbecher weitere 15 Minuten / 90 °C / Stufe 2 einkochen lassen
- ➢ Warm servieren

Punkte (pro Portion): 12

Nährwerte (pro Portion): 472 kcal, 78 g KH, 20 g EW, 7 g FE

2.9 Frühstücks-Müsli

6 Portionen

Zutaten

Basis
➢ 200 g Haferflocken
➢ 350 g Milch (0,3 %)
➢ 50 g Honig

Müsli
➢ 20 g ganze Mandeln
➢ 20 g Rosinen
➢ 70 g TK-Himbeeren
➢ 1 Apfel
➢ 1 Nektarine
➢ 1 Banane
➢ 100 g Schmand
➢ 100 g Sahne

Zubereitung

Am Vorabend
➢ Haferflocken und Honig in eine Schüssel geben und mit Milch bedecken
➢ Im Kühlschrank aufbewahren

Müsli
➢ Sahne steif schlagen und umfüllen
➢ Mandeln im ausgespülten Mixtopf 10 Sekunden / Stufe 10 mahlen und umfüllen
➢ Himbeeren, Apfel (geviertelt), Nektarine (geviertelt), Banane (halbiert) und Schmand zugeben und 5 Sekunden / Stufe 5 zerkleinern
➢ Sahne, Mandeln und Haferflocken-Milch-Mischung zugeben und 20 Sekunden / Linkslauf unterheben

Punkte (pro Portion): 12

Nährwerte (pro Portion): 337 kcal, 45 g KH, 9 g EW, 13 g FE

2.10 Vollwert-Frühstück: Dinkel-Hafer-Kekse

15 Stück

Zutaten

- ➤ 100 g Dinkel
- ➤ 200 g Haferflocken (zart)
- ➤ 100 g Honig
- ➤ 100 g Butter
- ➤ 50 g gehackte Mandeln
- ➤ 1 kleiner Apfel
- ➤ Cranberrys (getrocknet) nach Geschmack
- ➤ 1 Messerspitze Zimt
- ➤ 1 Messerspitze gemahlene Vanille
- ➤ 1 TL Backpulver

Zubereitung

- ➤ Dinkel einwiegen und 45 Sekunden / Stufe 10 mahlen
- ➤ Apfel schälen, entkernen, in Stücke schneiden (z. B. geviertelt)
- ➤ In den Mixtopf geben mit Trockenobst, wie z. B. Cranberrys
- ➤ Für 5 Sekunden / Stufe 4 zerkleinern
- ➤ Die übrigen Zutaten einwiegen bzw. hinzufügen
- ➤ Alles für 2 Minuten / Teigstufe zu einem Teig verkneten lassen
- ➤ Den Backofen auf 200 °C Ober-/Unterhitze vorheizen
- ➤ Mit der Hand kleine Fladen formen und auf ein mit Backpapier belegtes Backblech legen
- ➤ Alternativ: Mit einem Löffel Teig auf das Backpapier setzen und plattdrücken
- ➤ Anschließend ca. 15 Minuten backen
- ➤ Da die Kekse nach dem Backen noch sehr weich sind, am besten auf dem Blech abkühlen lassen

Punkte (pro Portion): 6

Nährwerte (pro Portion): 164 kcal, 20 g KH, 3 g EW, 7 g FE

2.11 Schnell und gesund: Bananen-Haferflocken-Shake

2 Portionen

Zutaten

➢ 5 Bananen (sehr reif)
➢ ca. 700 ml Milch (0,3 %)
➢ 2 Handvoll Haferflocken (kernig)

Zubereitung

➢ Alles in den Mixtopf geben
➢ 6 Sekunden / Stufe 4 mixen

Punkte (pro Portion): 10

Nährwerte (pro Portion): 543 kcal, 91 g KH, 20 g EW, 9 g FE

2.12 Milchreiszauber

2 Portionen

Zutaten

➢ 400 g Milch (0,3 %)
➢ 5 EL Milchreis (roh)
➢ 200 g Magerquark
➢ 1 Mango
➢ 1 Banane
➢ Obst nach Belieben (Heidelbeeren, Erdbeeren, Trauben – max. 1 Handvoll)
➢ Süßstoff oder Honig nach Geschmack
➢ Zimt nach Geschmack

Zubereitung

➢ Milch und Milchreis in den Mixtopf
➢ Etwas Süßstoff oder Honig dazugeben
➢ 30 Minuten / 100 °C / Stufe 2 kochen
➢ Das Obst in mundgerechte Stücke schneiden und in eine Schüssel geben
➢ Den Milchreis nach dem Kochen über das Obst geben
➢ Magerquark unterheben und mit Zimt verfeinern

Punkte (pro Portion): 8

Nährwerte (pro Portion): 352 kcal, 55 g KH, 21 g EW, 4 g FE

2.13 Hirse mit Apfel

2 Portionen

Zutaten

- ➢ 1 Tasse Hirse
- ➢ 2 Tassen Wasser
- ➢ 1 Zimtstange
- ➢ 1 TL Butter
- ➢ 50 g Rosinen
- ➢ 3 Äpfel
- ➢ 1 Prise weißer Pfeffer
- ➢ 1 Prise Muskat
- ➢ 1 Prise Salz
- ➢ 2 Nelken
- ➢ 1 Kapsel Kardamom, geöffnet, Inhalt ohne Schale benutzen
- ➢ Zitronensaft nach Geschmack
- ➢ Abgeriebene Schale einer halben Zitrone (ungespritzt)
- ➢ 300 ml Apfelsaft

Zubereitung

- ➢ Die Hirse mit dem Wasser und der Zimtstange in den Mixtopf
- ➢ 22 Minuten / 90 °C / Linkslauf Teigstufe
- ➢ Die fertige Hirse in eine Schüssel umfüllen und warm stellen
- ➢ Butter mit Rosinen und kleingeschnittenen Äpfeln in den Mixtopf geben
- ➢ 4 Minuten / 100 °C / Linkslauf Stufe 1 dünsten
- ➢ Gewürze, Zitronensaft und -schale dazugeben und weitere 2 Minuten / 100 °C / Linkslauf Stufe 1
- ➢ Apfelsaft dazugeben und 5 Minuten / 80 °C / Linkslauf Stufe 1 bis zum gewünschten Weichheitsgrad der Äpfel
- ➢ Obst zum Getreide geben und genießen

Punkte (pro Portion): 13

Nährwerte (pro Portion): 579 kcal, 127 g KH, 7 g EW, 3 g FE

2.14 Bananen-Pancakes

2 Portionen

Zutaten

➤ 2 Bananen
➤ 4 Eier

Rezept

➤ Alle Zutaten in den Mixtopf geben
➤ 8 Sekunden / Stufe 6 vermengen
➤ In einer Pfanne die Pancakes in beliebiger Größe ausbacken

Punkte (pro Portion): 13

Nährwerte (pro Portion): 148 kcal, 18 g KH, 5 g EW, 5 g FE

3. Brot

3.1 Low-Fat-Brot

6 Portionen

Zutaten

➤ 1 Päckchen Hefe
➤ 500 g Weizen- oder Dinkelmehl
➤ 2 TL Salz
➤ 50 g Kürbis- oder Sonnenblumenkerne
➤ 350 g Wasser

Zubereitung

➤ Alle Zutaten in den Mixtopf geben
➤ 3 Minuten kneten lassen
➤ 30 Minuten warten
➤ Im Topf nochmals ca. 30 Sekunden kneten
➤ In eine gefettete Kastenform füllen
➤ In den kalten Ofen stellen und bei 200 °C ca. 45 Minuten backen
➤ Für die letzten 10 Minuten aus der Form holen

Punkte (pro Portion): 9

Nährwerte (pro Portion): 340 kcal, 60 g KH, 12 g EW, 5 g FE

3.2 Dinkel-Buchweizen-Vollwertbrot

6 Portionen

Zutaten
➢ 100 g Buchweizen
➢ 350 g Dinkelmehl (Type 1050)
➢ 10 g Hefe
➢ 40 g Balsamicoessig
➢ 2 TL Salz
➢ 75 g Leinsamen
➢ 75 g Sesam
➢ 400 ml warmes Wasser
➢ 1 TL Zucker
➢ 10 g Haferflocken

Zubereitung
➢ Den Buchweizen in den Mixtopf geben
➢ 40 Sekunden / Stufe 10 mahlen
➢ Alle anderen Zutaten (bis auf die Haferflocken) zugeben
➢ 5 Minuten / Teigstufe kneten
➢ Den flüssigen Teig in eine gefettete, mit Haferflocken ausgestreute Kastenform geben
➢ Den Laib mit den restlichen Haferflocken bestreuen
➢ 50 Minuten bei 230 °C backen

Punkte (pro Portion): 11

Nährwerte (pro Portion): 410 kcal, 61 g KH, 13 g EW, 12 g FE

3.3 Naan – Indisches Fladenbrot

6 Stück

Zutaten

Brot
- 150 g fettarme Milch (1,5 %)
- 2½ EL Zucker
- 10 g Hefe
- 500 g Mehl (Type 450)
- 1 TL Backpulver
- 2 EL Olivenöl
- 150 g fettarmer Joghurt (1,5 %)

- 1 Ei
- 1 TL Salz

Knoblauchöl
- 30 g Olivenöl
- 1 Knoblauchzehe
- 1 Prise Salz
- 1 Prise Pfeffer

Zubereitung

- Milch, Zucker und Hefe in den Mixtopf geben
- 3 Minuten / 40 °C / Stufe 1 erwärmen
- 30 Minuten im geschlossenen Mixtopf ruhen lassen
- Die restlichen Zutaten zufügen
- 6 Minuten / Teigstufe vermischen
- Den Teig in eine geölte Schüssel umfüllen
- An einem warmen Ort mindestens 2 Stunden gehen lassen
- Teig aus der Schüssel nehmen
- Auf der unbemehlten Arbeitsfläche kurz mit der Hand durchkneten
- Danach den Teig in 6 gleichgroße Teile teilen und zu Kugeln formen
- Eine beschichtete Pfanne ohne Öl erhitzen
- Währenddessen aus einer Teigkugel einen Fladen (in Pfannengröße) ausrollen
- Sobald die Pfanne heiß ist, den Fladen in die Pfanne geben
- Die Temperatur sofort etwas reduzieren
- Pro Seite benötigt jeder Fladen etwa 2 min
- Wenn die erste Seite Blasen wirft, umdrehen und fertig backen
- So können alle 6 Fladen fertig gebacken werden

Variation mit Knoblauch-Öl:

Etwas Olivenöl mit frisch gehacktem Knoblauch, Salz und Pfeffer vermischen und damit die fertig gebackenen Naan-Fladen bestreichen

Variation mit Feldsalat:

Frischen Feldsalat auf die mit Knoblauchöl bestrichenen Naan-Fladen geben

Punkte (pro Portion): 10

Nährwerte (pro Portion): 129 kcal, 7 g KH, 3 g EW, 10 g FE

3.4 Eiweißbrot

4 Portionen

Zutaten

- 180 g Gluten
- 90 g Eiweißpulver (neutral)
- 4 EL Haferkleie
- 3 EL Weizenkleie
- 3 EL Leinmehl
- 1 EL Leinsamen
- 1 Hefewürfel
- 1 Prise Zucker
- 375 ml warmes Wasser
- Salz
- 2 EL Magerquark

Zubereitung

- Trockene Zutaten ohne Salz in den Mixtopf geben
- 5 Sekunden / Linkslauf Stufe 8 vermengen
- Mit einem Löffel eine Mulde in die Mehlmischung drücken
- Die Hefe hineinbröseln und eine Prise Zucker darüber geben
- Mit etwas lauwarmem Wasser unter Zuhilfenahme des Löffels vorsichtig in der Mulde zu einem Brei vermischen
- Mit Mehl bedecken, gehen lassen
- Quark, Salz und restliches Wasser zugeben und ca. 10 Sekunden / Teigstufe zu einem leicht feuchten, formbaren Teig verarbeiten
- Teig entnehmen, zu einem länglichen Brot formen
- In eine Kastenform aus Silikon geben
- 30 Minuten an einem warmen Ort gehen lassen
- Im vorgeheizten Backofen bei 190 °C Heißluft ungefähr 40 Minuten backen
- Nach dem Backen das Brot sofort aus der Form nehmen
- Auf einem Rost auskühlen lassen

Punkte (pro Portion): 4

Nährwerte (pro Portion): 380 kcal, 27 g KH, 49 g EW, 8 g FE

3.5 Körnerbrot ohne Gehzeit

6 Portionen

Zutaten

- 200 g Weizenmehl
- 200 g Dinkel- oder Roggenmehl
- 50 g Haferflocken
- 100 g gemischte Körner nach Wahl
- 1 TL Salz
- 1 EL Zucker
- 1 Päckchen Trockenhefe
- 350 g lauwarmes Wasser
- Fett für die Form
- Haferflocken oder Körner

Zubereitung

- Beide Mehlsorten, Haferflocken, Körner, Salz, Zucker, Trockenhefe in den Mixtopf geben
- 15 Sekunden / Linkslauf Stufe 4 vermischen
- Lauwarmes Wasser zugeben
- 3 Minuten / Teigstufe gut durchkneten
- Teig kontrollieren: Er darf noch ein klein wenig kleben, sollte er zu sehr kleben, etwas Mehl zugeben
- Nochmals 30 Sekunden / Teigstufe
- Eine Kastenform einfetten und nach Belieben mit Haferflocken oder Körnern einstreuen
- Teig in die Kastenform geben und mit Hilfe des Spatels glattstreichen
- Das Brot mit ein wenig Wasser bepinseln und nach Belieben mit gemischten Körnern bestreuen
- Teig der Länge nach circa 1 cm tief einschneiden
- Auf mittlerer Schiene in den nicht vorgeheizten Backofen geben und 60 Minuten bei 190 °C Ober-/Unterhitze backen
- Kurz in der Form abkühlen lassen
- Aus der Form stürzen und komplett auskühlen lassen

Punkte (pro Portion): 10

Nährwerte (pro Portion): 348 kcal, 57 g KH, 12 g EW, 7 g FE

3.6 Apfelbrot

8 Portionen

Zutaten

Fruchtbrei
- 2 Bananen (reif)
- 500 g Äpfel
- 150 g Trockenfrüchte (z. B. Rosinen, Feigen, Datteln)
- 5 EL Apfelsaft
- Etwas Zitronensaft
- 100 g Mandeln oder Nussmischung

Brotteig
- 2 EL Kakao
- 1 EL Zimt
- 1 TL Lebkuchengewürz
- 300 g Dinkelmehl
- 100 g Haferflocken
- 1½ Päckchen Backpulver

Zubereitung
- Fruchtbrei-Zutaten in den Mixtopf geben
- 20 Sekunden / Stufe 5
- Ofen auf 175 °C vorheizen
- Brotteig-Zutaten zum Mixtopf hinzufügen
- 5 Minuten / Teigstufe
- Ggf. mit dem Spatel nachhelfen
- Brotteig in eine beschichtete oder gefettete Kastenform füllen
- Im Ofen ca. 60 Minuten bei 175 °C Umluft backen

Punkte (pro Portion): 11

Nährwerte (pro Portion): 436 kcal, 77 g KH, 9 g EW, 9 g FE

3.7 Dinkelbrot

6 Portionen

Zutaten

- ➤ 500 g Dinkelmehl
- ➤ 1 Würfel Hefe
- ➤ 450 g Wasser, lauwarm
- ➤ 2½ geh. TL Salz
- ➤ 2 EL Apfelessig
- ➤ 120 g gem. Körner (z. B. Leinsamen, Sesam, Sonnenblumenkerne)
- ➤ Etwas Fett für die Form

Zubereitung

- ➤ Backofen auf 200 °C vorheizen
- ➤ Kastenform einfetten
- ➤ Mehl, Hefe und Wasser in den Mixtopf geben
- ➤ 2 Minuten / Teigstufe kneten
- ➤ Salz, Apfelessig und Körnermischung in den Mixtopf zugeben
- ➤ Nochmal 1 Minute / Teigstufe kneten
- ➤ Den Teig in die Kastenform geben und 60 Minuten bei 200 °C Ober-/Unterhitze backen

Punkte (pro Portion): 10

Nährwerte (pro Portion): 366 kcal, 60 g KH, 12 g EW, 8 g FE

3.8 Dinkel-Roggen-Chia-Brot

8 Portionen

Zutaten

- ➢ 1 Würfel Hefe (42 g)
- ➢ 520 g Wasser (lauwarm)
- ➢ 230 g Dinkelmehl
- ➢ 370 g Roggenmehl
- ➢ 50 g Chiasamen
- ➢ 40 g Sonnenblumenkerne
- ➢ 80 g Haferflocken (kernig)
- ➢ 3 TL Salz
- ➢ 3 EL weißer Balsamicoessig
- ➢ 3 EL Brotgewürz, nach Belieben mehr
- ➢ Etwas Fett für den Bräter

Zubereitung

- ➢ Das lauwarme Wasser mit der Hefe in den Mixtopf geben
- ➢ 10 Sekunden / Stufe 2 verrühren
- ➢ Danach alle anderen Zutaten dazugeben
- ➢ 4 Minuten / Teigstufe kneten
- ➢ Den Teig, ohne ihn gehen zu lassen, in einen leicht gefetteten Bräter geben
- ➢ In den nicht vorgeheizten Backofen stellen
- ➢ 60 Minuten / 220 °C backen
- ➢ Sofort zum Abkühlen aus der Form auf ein Gitter legen

Punkte (pro Portion): 10

Nährwerte (pro Portion): 347 kcal, 60 g KH, 11 g EW, 6 g FE

3.9 Varoma-Brot mit Roggen

4 Portionen

Zutaten

➤ 150 g Wasser, für den Teig
➤ 15 g frische Hefe
➤ 130 g Roggenmehl (Type 997)
➤ 120 g Weizenmehl (Type 405)
➤ 1 TL Salz
➤ 30 g Haferflocken (zart)
➤ Öl zum Einfetten
➤ 1500 g Wasser, zum Garen

Zubereitung

➤ 150 g Wasser und Hefe in den Mixtopf geben
➤ 2 Minuten / 40 °C / Stufe 1 erwärmen
➤ Mehl, Salz und Haferflocken zugeben
➤ 3 Minuten / Teigstufe kneten
➤ Teig entnehmen und auf einer bemehlten Fläche zu einer Kugel formen
➤ Sollte er kleben, zusätzlich etwas Mehl unterkneten
➤ Teig in einen gefetteten Suppenteller, der in den Varoma passt, legen
➤ Abgedeckt an einem warmen Ort ca. 1 Stunde gehen lassen, bis sich der Teig verdoppelt hat
➤ 1500 g Wasser in den Mixtopf geben, Schüssel mit dem Teig in den Varoma stellen, verschließen und aufsetzen
➤ 45 Minuten / Varoma / Stufe 1 garen
➤ Brot abkühlen lassen

Punkte (pro Portion): 7

Nährwerte (pro Portion): 267 kcal, 53 g KH, 8 g EW, 2 g FE

3.10 Möhren-Nuss-Brot

8 Portionen

Zutaten

- ➢ 30 g Sonnenblumenöl, sowie Öl zum Einfetten
- ➢ 200 g Weizen
- ➢ 150 g Möhren, in Stücken
- ➢ 280 g Wasser
- ➢ ½ Würfel Hefe (ca. 20 g)
- ➢ 1 Packung Sauerteig (75 g, flüssig)
- ➢ 1 Prise Zucker
- ➢ 250 g Mehl (Type 405)
- ➢ 2 TL Salz
- ➢ 150 g Haselnüsse

Zubereitung

- ➢ Eine Kastenform (30 cm) einfetten
- ➢ Weizen in den Mixtopf geben
- ➢ 1 Minute / Stufe 10 mahlen und umfüllen
- ➢ Möhren in den Mixtopf geben
- ➢ 5 Sekunden / Stufe 5 zerkleinern und umfüllen
- ➢ Wasser, Hefe, Sauerteig und Zucker in den Mixtopf geben
- ➢ 2 Minuten / 37 °C / Stufe 2 erwärmen
- ➢ Öl, gemahlenen Weizen, Mehl und Salz zugeben
- ➢ 2 Minuten / Teigstufe kneten
- ➢ Haselnüsse und zerkleinerte Möhren zugeben
- ➢ 1 Minuten / Teigstufe kneten
- ➢ In die vorbereitete Kastenform geben und abgedeckt an einem warmen Ort mindestens 1 Stunde gehen lassen, bis sich das Volumen verdoppelt hat
- ➢ Den Backofen auf 200 °C vorheizen
- ➢ Brot 40–45 Minuten bei 200 °C backen
- ➢ Aus der Form nehmen, auf einem Kuchengitter abkühlen lassen, in Scheiben schneiden und servieren

Punkte (pro Portion): 11

Nährwerte (pro Portion): 330 kcal, 37 g KH, 9 g EW, 15 g FE

4. Suppen

4.1 Sauerkrautsuppe

4 Portionen

Zutaten

- ➢ 1 Paprika, in kleinen Stücken
- ➢ 2 Zwiebeln
- ➢ 1 Knoblauchzehe
- ➢ 1 Möhre, in Scheiben geschnitten
- ➢ 1 kleine Dose Champignons
- ➢ ½ kleine Dose gehackte Tomaten
- ➢ 2 Brühwürfel
- ➢ Salz und Pfeffer nach Geschmack
- ➢ 2 Packungen Schinkenwürfel (mager)
- ➢ 300 g Sauerkraut

Zubereitung

- ➢ Zwiebel und Knoblauch 8 Sekunden / Stufe 8 mischen
- ➢ Mit dem Spatel nach unten schieben
- ➢ Zusammen mit den Schinkenwürfeln mit etwas Öl 5 Minuten / Varoma / Stufe 2 andünsten
- ➢ Die restlichen Zutaten dazugeben
- ➢ Ca. 600 ml Wasser auffüllen, so dass alles bedeckt ist
- ➢ 25 Minuten /100 °C / Stufe 2 Linkslauf

Punkte (pro Portion): 2

Nährwerte (pro Portion): 252 kcal, 18 g KH, 32 g EW, 5 g FE

4.2 Möhren-Blumenkohl-Käse Suppe

4 Portionen

Zutaten

➢ 1 Knoblauchzehe
➢ 1 Zwiebel
➢ 100 g Möhren
➢ 750 g Blumenkohl, gerne TK
➢ 350 g Wasser
➢ 1 geh. EL gekörnte Gemüsebrühe
➢ 50 g Harzer Rolle
➢ 200 g Sahne
➢ Salz, Pfeffer und Muskat zum Abschmecken
➢ 15 g Olivenöl zum Andünsten

Zubereitung

➢ Zwiebel und Knoblauch in den Mixtopf geben
➢ 6 Sekunden / Stufe 5
➢ Mit dem Spatel nach unten schieben
➢ Olivenöl hinzugeben
➢ 2 Minuten / 100 °C / Stufe 2
➢ Möhren klein schneiden
➢ 3 Sekunden / Stufe 5 häckseln
➢ Alles 4 Minuten / 100 °C / Stufe 2 dünsten
➢ Alles nach unten schieben
➢ Wasser, Brühe und Blumenkohl hinzugeben
➢ 20 Minuten / 100 °C / Stufe 1 kochen
➢ Sahne und Harzer Rolle hinzugeben
➢ Weitere 5 Minuten / 90 °C / Stufe 1 köcheln
➢ Schließlich alles 15 Sekunden / Stufe 6 pürieren

Punkte (pro Portion): 9

Nährwerte (pro Portion): 239 kcal, 10 g KH, 11 g EW, 17 g FE

4.3 Tomatensuppe

4 Portionen

Zutaten

➤ 500 bis 1000 g Tomaten, frisch
➤ 1 Zwiebel
➤ 2–3 Knoblauchzehen
➤ 2 Lorbeerblätter
➤ 2 EL Umami-Gewürz
➤ 2 EL getr. Tomaten
➤ 2 EL getr. Pilze
➤ 2 EL geriebener Parmesan
➤ 1 TL Paprikapulver
➤ Chilipulver nach Geschmack
➤ 1 TL Rosmarin
➤ 1 TL Thymian
➤ 1 TL Oregano
➤ 1 EL Öl
➤ Salz nach Geschmack

Zubereitung

➤ Tomaten zunächst grob schneiden
➤ Zwiebeln und Knoblauchzehen grob schneiden
➤ Im geschlossenen Mixtopf 5 Sekunden / Stufe 5 zerkleinern
➤ Tomatenstücke hinzugeben
➤ Öl hinzufügen
➤ 3 Minuten / Varoma andünsten
➤ Gewürze und Kräuter hinzugeben
➤ Alles zusammen 15 Minuten / 100 °C / Varoma / Stufe 1 garen
➤ Nach der Garzeit Lorbeerblätter entnehmen
➤ Etwas Wasser hinzufügen
➤ Tomatensuppe kurz für 50 Sekunden / Stufe 5 pürieren

Punkte (pro Portion): 2

Nährwerte (pro Portion): 100 kcal, 10 g KH, 5 g EW, 4 g FE

4.4 Ungarische Fischsuppe

4 Portionen

Zutaten

- 75 g Möhren
- 75 g Knollensellerie
- 100 g schwarze Belugalinsen
- 50 g Ingwer
- 3 Schalotten
- 2 EL Olivenöl
- 75 g Würfelspeck
- 2 rote Spitzpaprika
- 300 g Fischfilet (Wels, Barsch, Karpfen, ersatzweise auch Pangasius)
- 1 TL mildes Currypulver
- 1 TL Kurkuma
- 1 EL Tomatenmark
- 750 ml Fischfond
- 250 ml Weißwein trocken
- 1–2 EL Pernod
- 1 TL Limettensaft
- Salz nach Geschmack
- Cayennepfeffer nach Geschmack

Zubereitung

Erster Teil: Linsen

- Möhren und Sellerie in grobe Stücke schneiden
- In den geschlossenen Mixtopf geben
- 5 Sekunden / Stufe 5 zerkleinern
- Linsen dazugeben
- Wasser dazugeben, so dass die Linsen mit Wasser bedeckt sind
- Alles 2 Minuten / Varoma / Linkslauf Stufe 2 aufkochen
- Anschließend 20 Minuten / 95 °C / Linkslauf Stufe 1,5 kochen
- Garflüssigkeit abgießen
- Mit Salz abschmecken und erst einmal auf die Seite stellen

Zweiter Teil: Suppe

- Ingwer und die Schalotten in grobe Stücke schneiden
- Im geschlossenen Mixtopf 5 Sekunden / Stufe 5 zerkleinern
- Öl dazugeben
- Alles 2 Minuten / Varoma Stufe 2 dünsten
- Paprika in Würfel schneiden
- Das Fischfilet in grobe Stücke schneiden
- Beides zusammen mit den Speckwürfeln in den geschlossenen Mixtopf geben
- Für weitere 2 Minuten / Linkslauf Sanftrührstufe dünsten
- Danach alles mit Curry und Kurkuma bestäuben
- Tomatenmark sowie Fond, Wein und Pernod dazugeben
- Die Suppe 10 Minuten / 95 °C / Linkslauf Sanftrührstufe kochen
- Die Suppe durch den Gareinsatz abgießen, so dass die Flüssigkeit in einer Schüssel aufgefangen wird und die groben Stücke warm gestellt werden können
- Die Garflüssigkeit zurück in den geschlossenen Mixtopf geben
- Mit Salz, Limettensaft und etwas Cayennepfeffer abschmecken
- Alles für 20 Sekunden auf Stufe 8 vermengen

Dritter Teil: Servieren

➢ Die groben Stücke sowie die zuvor gekochten Linsen (erster Teil) auf vorgewärmte Teller geben
➢ Mit der heißen Garflüssigkeit übergießen und direkt servieren

Punkte (pro Portion): 7

Nährwerte (pro Portion): 416 kcal, 19 g KH, 26 g EW, 20 g FE

4.5 Hühnersuppe

4 Portionen

Zutaten

- ➢ 350 g Suppengemüse, am Stück
- ➢ 300 g Hühnerbrustfilet, gewürfelt
- ➢ 1½ l Wasser
- ➢ 3 Brühwürfel
- ➢ 150 g Suppennudeln
- ➢ Salz und Pfeffer nach Geschmack

Zubereitung

- ➢ Sellerie in grobe Stücke schneiden
- ➢ Diese in den geschlossenen Mixtopf geben
- ➢ 10 Sekunden / Stufe 5 zerkleinern
- ➢ Möhren und Porree in Ringe beziehungsweise Scheiben schneiden
- ➢ Diese dazugeben
- ➢ Das Wasser gemeinsam mit den Brühwürfeln in den geschlossenen Mixtopf geben
- ➢ Das in Würfel geschnittene Hühnerfilet im Varoma hinzufügen
- ➢ 20 Minuten / Varoma / Linkslauf Stufe 1 garen
- ➢ Varoma zur Seite stellen
- ➢ Die Nudeln in den geschlossenen Mixtopf mit der Hühnerbrühe geben
- ➢ 100 °C / Linkslauf Stufe 1 nach Packungsanweisung kochen
- ➢ Das gegarte Fleisch mit in den geschlossenen Mixtopf geben
- ➢ Abschmecken mit Salz und Pfeffer

Punkte (pro Portion): 4

Nährwerte (pro Portion): 295 kcal, 32 g KH, 23 g EW, 7 g FE

4.6 Melone-Gurken-Suppe

4 Portionen

Zutaten

- ➢ 1 Melone
- ➢ 1 Salatgurke
- ➢ 150 g Geflügelbouillon
- ➢ 100 g Aufstrich Brunch „Gurke-Dill-Knoblauch" oder Ähnliches
- ➢ Salz und weißer Pfeffer nach Geschmack

Zubereitung

- ➢ Melone vierteln
- ➢ Eins der vier Melonenstücke beiseitelegen
- ➢ Den Rest entkernen und das Fruchtfleisch aus der Schale lösen
- ➢ Salatgurke schälen, längs halbieren und mit einem Löffel die Kerne entfernen
- ➢ Melonen und Gurkenfleisch grob würfeln, Kraftbouillon und Brunch in den Mixtopf
- ➢ 30 Sekunden / Stufe 8 pürieren
- ➢ Suppe mit Salz und Pfeffer abschmecken und gut durchkühlen lassen
- ➢ Aus dem restlichen Melonenstück mit einem Kugelausstecher einige Melonenkugeln als Garnitur heraustrennen und in die Suppe geben

Punkte (pro Portion): 3

Nährwerte (pro Portion): 108 kcal, 7 g KH, 2 g EW, 8 g FE

4.7 Gemüsesuppe

4 Portionen

Zutaten

➤ 1 Zwiebel
➤ 1 Knoblauchzehe
➤ 1 gestr. TL rote Currypaste
➤ 10 g Kokosöl
➤ 750 g Wasser
➤ 1–2 EL gekörnte Gemüsebrühe
➤ 1 gestr. TL Salz
➤ 1 Prise Pfeffer
➤ 250 g gemischtes, schnell garendes Gemüse (z. B. Champignonscheiben, Zucchinischeiben, Paprikastreifen, kleine Brokkoliröschen, Fenchel, Frühlingszwiebeln, Zuckerschoten)
➤ 80 g Kräuterfrischkäse
➤ ½ Banane
➤ 1 geh. TL Preiselbeeren

Zubereitung

➤ Zwiebel und Knoblauchzehe 5 Sekunden / Stufe 5 zerkleinern
➤ 1TL Currypaste dazu, Kokosöl dazu, dann 2 Minuten / Varoma / Stufe 1 dünsten
➤ Gemüse 7 Sekunden / Stufe 6 grob zerkleinern
➤ Wasser, Gemüsebrühe, Salz und Pfeffer in den Mixtopf geben und Varoma-Einlegeboden einsetzen
➤ Schnell garendes Gemüse einlegen, 15 Minuten / Varoma / Stufe 1 garen
➤ Kräuterfrischkäse und halbe Banane in den Mixtopf geben und 30 Sekunden / Stufe 10 pürieren

Punkte (pro Portion): 4

Nährwerte (pro Portion): 126 kcal, 11 g KH, 5 g EW, 7 g FE

4.8 Kohl-Suppe

4 Portionen

Zutaten

- 500 g Weißkohl, in groben Stücken
- 1 Paprika, in Stücken
- 50 g Zwiebeln
- 500 g Wasser
- 1 Würfel Gemüsebrühe
- 150 g Staudensellerie, in ½ cm dicken Scheiben
- 150 g Möhren, in Scheiben
- 150 g Porree, in Ringen
- 3 EL Sojasoße
- ¼ TL Pfeffer
- ½ TL Salz
- ¼ TL flüssiger Süßstoff
- 1 TL Rapsöl
- 400 g Pizzatomaten (Dose)

Zubereitung

- Weißkohl, Paprika und Zwiebeln in den Mixtopf geben
- 8 Sekunden / Stufe 5 mithilfe des Spatels zerkleinern
- Alle Zutaten bis auf die Pizzatomaten zugeben
- 20 Minuten / 100 °C / Linkslauf Stufe 2 garen
- Pizzatomaten hinzufügen und weitere 5 Minuten / 100 °C / Linkslauf Stufe 2 garen

Varianten

- Indisch: 2–3 Spritzer Tabasco und 1 TL Curry zufügen
- Italienisch: 2 Zehen Knoblauch und 1 TL Oregano zufügen
- Asiatisch: ½ TL Sambal Oelek und ½ Glas Sojasprossen zufügen

Punkte (pro Portion): 0

Nährwerte (pro Portion): 104 kcal, 16 g KH, 6 g EW, 2 g FE

4.9 Pastinaken-Suppe

4 Portionen

Zutaten

➢ 300 g Zwiebeln
➢ 2 Knoblauchzehen
➢ 20 g Olivenöl
➢ 50 g Kartoffeln, geschält gewogen
➢ 350 g Pastinaken, geschält gewogen
➢ 750 g Wasser
➢ 2 geh. TL gekörnte Gemüsebrühe oder 1 Würfel
➢ 1 gestr. TL Curry
➢ ½ TL Kümmel (ganz)
➢ 120 g Sahne
➢ ½ TL Pfeffer
➢ 1 gestr. TL Salz

Zubereitung

➢ Zwiebeln schälen und halbieren
➢ Knoblauch schälen und mit den Zwiebeln in den Mixtopf geben
➢ 4 Sekunden / Stufe 6 zerkleinern, mit dem Spatel nach unten schieben
➢ Olivenöl zugeben
➢ 3 Minuten / Varoma / Stufe 1
➢ Kartoffeln und Pastinaken schälen und in grobe Stücke schneiden
➢ In den Mixtopf geben
➢ 6 Sekunden / Stufe 6 zerkleinern
➢ Wasser, Gemüsebrühpulver, Curry und Kümmel zugeben
➢ 20 Minuten / Varoma / Stufe 1 garen
➢ Sahne, Pfeffer und Salz zugeben
➢ 20 Sekunden / Stufe 7 pürieren
➢ Die fertige Suppe ggf. nochmals mit Salz und Pfeffer abschmecken

Punkte (pro Portion): 6

Nährwerte (pro Portion): 220 kcal, 23 g KH, 3 g EW, 12 g FE

4.10 Fett-Weg-Suppe

4 Portionen

Zutaten

- ½ Weißkohl
- ½ Sellerie
- 1 grüne Paprika
- 2 Knoblauchzehen
- 3 Zwiebeln
- 1 Dose Tomaten
- 20 g Rapsöl
- 750 ml Wasser, bis Max.-Marke
- 2 gehäufte EL gekörnte Gemüsebrühe

Zubereitung

- Knoblauch und Zwiebeln geputzt und geviertelt in den Mixtopf geben
- 6 Sekunden / Stufe 5 zerkleinern
- Das Rapsöl dazugeben
- 4 Minuten / 100 °C / Teigstufe dünsten
- Tomaten, Weißkohl-, Sellerie- und Paprikastücke in den Mixtopf geben
- 10 Sekunden / Stufe 4 zerkleinern
- Gemüsebrühe zugeben und Wasser bis zur Maximal-Markierung auffüllen
- 30 Minuten / 100 °C / Linkslauf Stufe 1 köcheln
- Alles 40 Sekunden / Stufe 5 pürieren, bis eine sämige Suppe entsteht

Punkte (pro Portion): 1

Nährwerte (pro Portion): 164 kcal, 20 g KH, 6 g EW, 6 g FE

5. Salate

5.1 Caesar Salad mit Hähnchenbruststreifen

4 Portionen

Zutaten

Für das Dressing:
- 1 Knoblauchzehe
- 1 TL Kapern
- 3 Sardellenfilets
- 1 TL Senf
- 1 Eigelb
- Saft einer halben Zitrone
- 1 TL Zucker oder Honig
- 1 TL Rotweinessig
- 1 TL Worcestersoße
- ¾ Tasse Öl (halb Sonnenblume, halb Olive)
- ¼ Tasse Sahne
- 2 EL Parmesan, frisch und fein gerieben
- Salz und Pfeffer nach Geschmack

Für den Salat:
- 2 kl. Köpfe Römersalat
- 100 g Weißbrot oder Toast
- 2 EL Olivenöl
- 80 g Parmesan, frisch und grob geraspelt
- 300 g Hähnchenbrust
- 4 Kirschtomaten
- Salz nach Geschmack

Zubereitung

Salat
- Salatblätter in Streifen schneiden
- Kühl stellen bis zum Servieren

Croutons
- Das Weißbrot in ca. 2 cm große Würfel schneiden
- Diese im heißen Olivenöl in der Pfanne rösten, bis sie goldbraun sind
- Etwas Salz darüber geben
- Die Croutons auf einem Küchentuch abtropfen lassen
- Auf die Seite stellen

Hähnchen
- Die Hähnchenfilets in Streifen schneiden
- Im restlichen Fett in der Pfanne scharf anbraten
- Mit Salz und Pfeffer würzen

Anrichten
- Die Salatblätter in eine große Schüssel geben
- Das Fleisch darauf anrichten
- Alles mit dem Dressing beträufeln
- Parmesan und Croutons darüber streuen und mit halbierten Kirschtomaten garnieren

Punkte (pro Portion): 13

Nährwerte (pro Portion): 491 kcal, 15 g KH, 30 g EW, 33 g FE

5.2 Low-Carb-Eiersalat

2 Portionen

Zutaten

➤ 100 g Crème fraîche
➤ 100 g Kochschinken
➤ 4 Eier, hartgekocht

➤ 1 EL Senf
➤ Salz und Pfeffer nach Geschmack
➤ Petersilie/Schnittlauch nach Geschmack

Zubereitung

➤ Die geschälten hartgekochten Eier gemeinsam mit dem Kochschinken in den geschlossenen Mixtopf geben
➤ Alles 5 Sekunden / Stufe 5 zerkleinern
➤ Crème fraîche und Senf hinzugeben
➤ Auf Stufe 2 der Sanftrührstufe miteinander vermengen
➤ Petersilie und Schnittlauch können an dieser Stelle auch schon hinzugefügt werden
➤ Dann mit Salz und Pfeffer abschmecken und in ein geeignetes Gefäß umfüllen

Punkte (pro Portion): 8

Nährwerte (pro Portion): 347 kcal, 3 g KH, 20 g EW, 27 g FE

5.3 Möhren-Salat

4 Portionen

Zutaten

➤ 500 g Möhren
➤ 50 g Zwiebeln, halbiert
➤ 1 EL Zitronensaft
➤ 3 EL Olivenöl

➤ 1 TL Honig
➤ 1 gestr. TL Salz
➤ Pfeffer nach Geschmack

Zubereitung

➤ Alle Zutaten in den Mixtopf geben
➤ 6 Sekunden / Stufe 5 zerkleinern
➤ Abschmecken und zimmerwarm servieren

Punkte (pro Portion): 4

Nährwerte (pro Portion): 135 kcal, 8 g KH, 1 g EW, 10 g FE

5.5 Paprika-Salat

4 Portionen

Zutaten

➢ 50 g Mandeln
➢ 2 Chilischoten
➢ 200 g rote Paprika
➢ 200 g gelbe Paprika
➢ 1 Salatgurke
➢ 30 g Olivenöl
➢ 30 g weißer Balsamicoessig
➢ 1 TL Salz
➢ Pfeffer nach Geschmack
➢ 3 TL Honig (flüssig)
➢ 1 TL Senf
➢ 1 TL Paprikapulver, geräuchert
➢ 200 g Schafskäse

Zubereitung

➢ Chilischoten, Petersilie und Mandeln 4 Sekunden / Stufe 8 hacken, mit dem Spatel nach unten schieben
➢ Paprika mit dem Sparschäler schälen, entkernen und vierteln
➢ Salatgurke mit Schale halbieren und Kerne mit der Rückseite eines Teelöffels entfernen, in Stücke schneiden und in den Mixtopf geben
➢ Öl, Balsamico, Honig, Paprikapulver, Salz, Pfeffer und Senf zugeben
➢ 5 Sekunden / Stufe 4 zerkleinern
➢ Schafskäse unterheben und in einem Glas servieren

Punkte (pro Portion): 11

Nährwerte (pro Portion): 325 kcal, 14 g KH, 13 g EW, 23 g FE

5.6 Kohlrabi-Salat

8 Portionen

Zutaten

- ➢ 500 g Kohlrabi, in Stücken
- ➢ 1 rote Zwiebel, geviertelt
- ➢ 1 Apfel, in Stücken
- ➢ 8 kleine Aprikosen, getrocknet, geviertelt
- ➢ ½ Bund glatte Petersilie, ohne Stiele, Blätter grob gehackt

- ➢ ½ TL Kräutersalz
- ➢ ¼ TL Pfeffer aus der Mühle
- ➢ 2 EL Apfelessig
- ➢ 1 EL Olivenöl
- ➢ 2 Spritzer flüssiger Süßstoff

Zubereitung

- ➢ Alle Zutaten in den Mixtopf geben
- ➢ 4 Sekunden / Stufe 5 zerkleinern, dabei mit dem Spatel ggf. nach unten schieben

Punkte (pro Portion): 1

Nährwerte (pro Portion): 81 kcal, 13 g KH, 2 g EW, 2 g FE

5.7 Brokkoli-Rohkost-Salat

4 Portionen

Zutaten

- ➢ 300 g Brokkoli, Röschen
- ➢ 1 rote Paprika, in Stücken
- ➢ 1 Apfel, groß, geviertelt
- ➢ 30 g Pinienkerne
- ➢ 25 g Olivenöl

- ➢ 15 g Obstessig
- ➢ 1 TL Honig
- ➢ 1 TL Senf
- ➢ 1 TL Salz
- ➢ ¼ TL Pfeffer

Zubereitung

- ➢ Alle Zutaten in den Mixtopf geben
- ➢ 5 Sekunden / Stufe 4 Sanftrührstufe zerkleinern
- ➢ Abschmecken und zimmerwarm servieren

Punkte (pro Portion): 4

Nährwerte (pro Portion): 178 kcal, 17 g KH, 6 g EW, 9 g FE

5.8 Weißkohl-Salat

4 Portionen

Zutaten

Salat
- 150 g Weißkohl
- 1 Möhre
- 1 Apfel
- ½ rote Paprika
- 3 Stängel Petersilie

Dressing
- 1 Knoblauchzehe
- 4 Stängel Petersilie
- ½ Messbecher süße Sahne
- 50 g Schmand
- ½ Messbecher Rapsöl
- ½ Messbecher Wasser, kalt
- 1 TL Kräutersalz
- ¼ Messbecher weißer Balsamicoessig
- 1 TL Honig
- 1 TL Senf
- 1 EL Schnittlauch, geschnitten
- 1 EL Kräuter (z. B. 8-Kräuter-Mischung, TK), grob zerkleinert

Zubereitung

Salat:
- Weißkohl putzen, Möhre schälen, Paprika waschen und Kerne entfernen
- Gemüse in grobe Stücke schneiden
- Apfel waschen, in Viertel schneiden und das Kerngehäuse entfernen
- Alles zusammen mit der Petersilie in den Mixtopf geben und 8 Sekunden / Stufe 4 zerkleinern, dabei den Spatel zu Hilfe nehmen
- Salat in eine Schüssel geben

Soße:
- Knoblauchzehe schälen und durch die Deckelöffnung bei Stufe 5 auf das laufende Messer fallen lassen
- Petersilie waschen, verlesen, durch die Deckelöffnung bei Stufe 5 zum Knoblauch geben und zerkleinern
- Alle restlichen Zutaten dazugeben und 10 Sekunden / Stufe Turbo zu einer Soße verarbeiten
- Soße über den Salat geben, gut vermischen

Punkte (pro Portion): 7

Nährwerte (pro Portion): 251 kcal, 17 g KH, 2 g EW, 18 g FE

5.9 Rohkostsalat

4 Portionen

Zutaten

➤ 5 Karotten
➤ 1 Sellerie
➤ 1 Salatgurke
➤ 1 Apfel
➤ 1 gestr. TL Salz
➤ Baguette nach Bedarf

Zubereitung

➤ Karotten, Sellerie und den Apfel schälen
➤ Grob in Stücke schneiden
➤ Alles in den Mixtopf
➤ 30 Sekunden / Stufe 8 zerkleinern
➤ Salatgurke schälen und in kleine Würfel schneiden
➤ Die gewürfelte Gurke und den Inhalt des Mixtopfs in eine Schüssel geben
➤ Kurz mischen und 1 gestrichenen TL Salz zugeben
➤ Eine halbe Stunde im Kühlschrank ruhen lassen
➤ Es bildet sich ein wenig Flüssigkeit in der Schüssel, diese auskippen
➤ Zum Schluss auf Teller verteilen und mit dem Baguette servieren

Punkte (pro Portion): 5

Nährwerte (pro Portion): 344 kcal, 70 g KH, 9 g EW, 2 g FE

5.10 Kohlrabisalat

2 Portionen

Zutaten

- ➤ 50 g Salatkerne-Mischung
- ➤ 1 Kohlrabi
- ➤ 15 g Olivenöl
- ➤ ½ Päckchen Salatkrönung
- ➤ 1 Prise Salz

Zubereitung

- ➤ Salatkerne mit etwas Öl kurz in der Pfanne anbraten
- ➤ Alternativ den Mixtopf verwenden, auch hier zuerst das Öl erhitzen
- ➤ 3 Minuten / 100 °C / Stufe 1 andünsten und beiseitestellen
- ➤ Kohlrabi 3 Sekunden / Stufe 5 zerkleinern
- ➤ Die restlichen Zutaten mit den Körnern dazugeben und 10 Sekunden / Stufe 3 / Linkslauf untermischen

Punkte (pro Portion): 9

Nährwerte (pro Portion): 226 kcal, 3 g KH, 10 g EW, 19 g FE

6. Snacks und Dips

6.1 Brokkomole - Guacamole aus Brokkoli

1 Portion

Zutaten

- 200 g Brokkoli, gedünstet
- 1½ EL Zitronensaft oder Apfelessig
- 1 Messerspitze Kreuzkümmel
- ¼ TL Knoblauchpulver
- Chili- oder Paprikapulver nach Geschmack
- ½–1 EL Zwiebel, gewürfelt
- 1 Tomate, gewürfelt
- ½ TL Kräutersalz

Zubereitung

- Alle Zutaten bis auf die Tomatenwürfel in den Mixtopf geben
- 5 Sekunden / Stufe 8 zerkleinern
- Tomatenwürfel hinzugeben und 5 Sekunden / Linkslauf Stufe 3 unterrühren

Punkte (pro Portion): 0

Nährwerte (pro Portion): 78 kcal, 10 g KH, 8 g EW, 1 g FE

6.2 Hummus

2 Portionen

Zutaten

- ➢ 250 g Kichererbsen
- ➢ 1½ l Wasser zum Einweichen
- ➢ 600 g Wasser zum Kochen
- ➢ 1 Knoblauchzehe
- ➢ 1½ TL Salz
- ➢ Saft einer Zitrone
- ➢ 60 g Sesampaste

Zubereitung

- ➢ Kichererbsen über Nacht in 1½ l Wasser einweichen
- ➢ Wasser abschütten und Kichererbsen in den Mixtopf geben
- ➢ 10 Sekunden / Stufe 4 zerkleinern
- ➢ 600 g Wasser zugeben
- ➢ 7 Minuten / 100 °C / Stufe 1 aufkochen
- ➢ Danach 25 Minuten / 90 °C / Stufe 3 weitergaren
- ➢ Nach dem Kochvorgang die Kichererbsen durch das Garkörbchen absieben
- ➢ Garflüssigkeit auffangen
- ➢ Mixtopf ausspülen und trocknen
- ➢ Knoblauchzehe in den Mixtopf geben
- ➢ 5 Sekunden / Stufe 8 zerkleinern
- ➢ Restliche Zutaten und die gegarten, abgesiebten Kichererbsen zufügen
- ➢ Alles 40 Sekunden / Stufe 8 pürieren
- ➢ Wenn der Hummus noch zu fest sein sollte, noch etwas Garflüssigkeit zugeben, bis die Konsistenz fein cremig ist
- ➢ Hummus gut kühlen und z. B. zu Fladenbrot servieren

Punkte (pro Portion): 6

Nährwerte (pro Portion): 308 kcal, 19 g KH, 14 g EW, 14 g FE

6.3 Tomatendip mit Hüttenkäse

2 Portionen

Zutaten

- ½ Zwiebel
- ½ TL Salz
- ½ TL Pfeffer
- 1 TL Olivenöl

- 7 getrocknete Tomaten
- 2 Zehen Knoblauch
- 1 Becher Hüttenkäse
- 1 gestr. EL Salatkräutermischung

Zubereitung

- Zwiebel, Knoblauch, getr. Tomaten in den Mixtopf
- 7 Sekunden / Stufe 8
- Mit Spatel nach unten schrieben
- Hüttenkäse, Salz und Pfeffer nach Geschmack, Öl (kann auch weggelassen werden) und Salatkräuter hinzufügen
- 20 Sekunden / Stufe 5 mischen

Punkte (pro Portion): 6

Nährwerte (pro Portion): 188 kcal, 12 g KH, 17 g EW, 7 g FE

6.4 Lachsaufstrich

4 Portionen

Zutaten

- 1 Zwiebel, geviertelt
- 200 g geräucherter Lachs
- 3 gekochte Eier, halbiert
- 200 g Frischkäse

Zubereitung

- Zwiebel in den Mixtopf geben
- 3 Sekunden / Stufe 5 zerkleinern
- Restliche Zutaten zugeben
- 5 Sekunden / Stufe 5 verrühren

Punkte (pro Portion): 7

Nährwerte (pro Portion): 267 kcal, 6 g KH, 17 g EW, 19 g FE

6.5 Datteldip

4 Portionen

Zutaten

- 150 g Datteln, getrocknet und entkernt
- 250 g weiße Bohnen (Dose), abgetropft
- 1 Knoblauchzehe
- 100 g Soja-Joghurt (Natur)
- 50 g Soja-Sahne
- 50 g veganer Frischkäse
- 1 EL Zitronensaft
- 2 TL Curry
- 1 TL Paprikapulver
- ½ TL Salz
- 1 TL Chili, ggf. mehr nach Geschmack

Zubereitung

- Bohnen, Datteln und Knoblauch in den Mixtopf geben
- 10 Sekunden / Stufe 8 zerkleinern
- Nun die restlichen Zutaten hinzugeben
- Nochmal 20 Sekunden / Stufe 5 verrühren
- Je nach Wunsch beim Abschmecken mehr Salz und Chili hinzugeben

Punkte (pro Portion): 8

Nährwerte (pro Portion): 267 kcal, 6 g KH, 17 g EW, 19 g FE

6.6 Kaki-Marmelade

10 Portionen

Zutaten

- 750 g Sharon / Kaki, ohne Haut, gewürfelt
- 250 g Äpfel, gewaschen, mit Schale, ohne Kerngehäuse
- 1 Zitronen, gewaschen, Schale abreiben
- 500 g Gelierzucker 2:1
- 20 g Ingwer

Zubereitung

- Ingwerstücke und Zitronenschale in den Mixtopf
- 5 Sekunden / Linkslauf Stufe 8 zerkleinern
- Kakiwürfel und Äpfel zugeben
- Nochmals im Linkslauf Stufe 8 zerkleinern
- Den Saft einer halben Zitrone und den Gelierzucker kurz unterrühren (kein Linkslauf)
- 13 Minuten / 100 °C / Linkslauf Stufe kochen
- In heiß ausgespülte Gläser füllen und auf den Kopf gestellt auskühlen lassen

Punkte (pro Portion): 12

Nährwerte (pro Portion): 297 kcal, 71 g KH, 1 g EW, 0 g FE

6.7 Auberginenpesto

3 Gläser

Zutaten

Für den ersten Schritt:
- ➤ 80 g Aubergine
- ➤ 60 g rote Paprika
- ➤ 1 Knoblauchzehe, groß
- ➤ 40 g Olivenöl

Für den zweiten Schritt:
- ➤ 40 g getrocknete Tomaten (in Öl)
- ➤ 70 g Tomatenmark

Für den letzten Schritt:
- ➤ 20 g Pinienkerne (geröstet)
- ➤ 20 g Pecorino, gerieben
- ➤ 5 g Basilikum (eine Handvoll)
- ➤ 1 große Prise Salz
- ➤ Pfeffer, aus der Mühle, nach Geschmack
- ➤ 1 große Prise Zucker
- ➤ 1 Messerspitze Chili
- ➤ 30 g Olivenöl

Zubereitung

Erster Schritt:
- ➤ Gemüse waschen und in Stücke schneiden
- ➤ Alles in den Mixtopf geben und 3 Sekunden / Stufe 5 hacken
- ➤ Dann 10 Minuten / Stufe 1 / Varoma dünsten, Messbecher weglassen

Zweiter Schritt:
- ➤ Tomaten fein schneiden
- ➤ Zutaten zu den anderen in den Mixtopf geben
- ➤ Weitere 5 Minuten / Stufe 2 / Varoma offen dünsten

Letzter Schritt:
- ➤ Alle Zutaten zugeben und das Pesto kurz auf die gewünschte Konsistenz durchmixen
- ➤ Ca. 10 Sekunden / Stufe 6
- ➤ Ggf. mehrmals wieder nach unten schieben und erneut mixen, dann abschmecken
- ➤ Pesto in die Gläschen füllen und mit etwas Olivenöl bedecken
- ➤ Abkühlen lassen

Punkte (pro Portion): 10

Nährwerte (pro Portion): 302 kcal, 8 g KH, 5 g EW, 27 g FE

6.8 Bruschetta

4 Portionen

Zutaten

➢ 3 Knoblauchzehen
➢ 1 Bund frisches Basilikum
➢ 2 Zwiebeln, geviertelt
➢ 30 ml Olivenöl
➢ 1 geh. TL Salz
➢ 1 geh. TL Zucker
➢ 1 geh.TL Pizzagewürz
➢ 5 Prisen Pfeffer, oder nach Geschmack
➢ 500 g Strauchtomaten (reif und mittelgroß), halbiert und ohne Strunk
➢ 1 Baguette, geröstet, in Scheiben
➢ Nach Geschmack Balsamico-Creme

Zubereitung

➢ Knoblauch und das frische Basilikum in den geschlossenen Mixtopf geben
➢ Alles 3 Sekunden / Stufe 6 zerkleinern
➢ Zwiebeln dazugeben und alles noch einmal 5 Sekunden / Stufe 5 zerkleinern
➢ Die Masse immer wieder mit dem Spatel nach unten schieben
➢ Olivenöl dazugeben
➢ Alles 3 Minuten / Varoma / Stufe 1 dünsten
➢ Salz, Pizzagewürz, Pfeffer, Zucker sowie die halbierten Tomaten hinzufügen
➢ Alles 4 Sekunden / Stufe 4 zerkleinern
➢ Falls diese Zeit noch nicht ausreichend ist, noch einmal 1 Sekunde / Stufe 5
➢ Zum Schluss die Mischung in das Garkörbchen umfüllen
➢ Alles in einen leeren Kochtopf oder eine Schüssel geben, damit die Flüssigkeit aus der Mischung entweichen kann
➢ Für eine Stunde ziehen lassen
➢ In dieser Zeit das Baguette in Scheiben schneiden
➢ Noch ein wenig in Butter anrösten, bevor darauf die Mischung verteilt wird

Punkte (pro Portion): 8

Nährwerte (pro Portion): 337 kcal, 55 g KH, 6 g EW, 8 g FE

6.9 Pilzdip – Vegetarischer Brotaufstrich

20 Portionen

Zutaten

- 2 Knoblauchzehen
- 4 EL Öl (neutral)
- 300 g Champignons, geputzt, je nach Größe halbieren
- 3 TL Steinpilzpulver
- 1 Spritzer Zitrone, sparsam dosieren
- 1 TL Butter
- 1 EL Crème fraîche
- 1 EL Öl
- 1 TL Majoran, getrocknet/gerebelt
- Nach Geschmack Johannisbrotkernpulver, Salz, Pfeffer, gekörnte Gemüsebrühe
- 1 EL Kräuter TK, gehackt

Zubereitung

- Knoblauch zerkleinern, 3 Sekunden / Stufe 8
- Mit Spatel nach unten schieben
- Mit Öl 2 Minuten / Varoma / Stufe 1 andünsten
- Champignons einwiegen, 5 Sekunden / Stufe 6 zerkleinern
- Mit dem Spatel hinunterschieben
- 6 Minuten / Varoma / Stufe 2 einkochen, ohne Messbecher
- Mit dem Spatel nach unten schieben
- Steinpilzpulver mit Majoran unterrühren, 5 Sekunden / Stufe 4
- Butter, Öl, Crème fraîche 5 Sekunden / Stufe 4 unterrühren
- Gewürze und Kräuter in den Mixtopf geben
- 15 Sekunden / Stufe 6 pürieren
- Jeweils nach 5 Sekunden mit dem Spatel nach unten schieben
- Wenn die Creme zu dünnflüssig ist, mit Johannisbrotkernpulver andicken
- Abschmecken und jeweils 4 Sekunden / Stufe 3 verrühren

Punkte (pro Portion): 1

Nährwerte (pro Portion): 29 kcal, 0 g KH, 0 g EW, 3 g FE

7. Hauptgerichte

7.1 Spinat mit Mandelmilch und Nuss

1 Portion

Zutaten

- ➤ 40 g rote Zwiebel (wahlweise auch weiß)
- ➤ 1 kleine Knoblauchzehe
- ➤ 200 g Spinat, frisch oder TK
- ➤ 100 g Mandelmilch (ungesüßt)
- ➤ 5 g entöltes Erdnussmehl (oder anderes Nussmehl)
- ➤ ½ TL gekörnte Gemüsebrühe
- ➤ Salz, Pfeffer und Muskat nach Geschmack
- ➤ Zitronensaft nach Geschmack
- ➤ 5 g Öl

Zubereitung

- ➤ Zwiebeln und Knoblauch in den Mixtopf geben
- ➤ 5 Sekunden / Stufe 5 zerkleinern
- ➤ Öl und Nussmehl hinzugeben
- ➤ Alles 2 Minuten / 100 °C / Stufe 1 anrösten
- ➤ Mit Mandelmilch, Gemüsebrühe und Gewürzen sowie Salz ablöschen
- ➤ Alles zusammen nochmals 2 Minuten / 100 °C / Stufe 1 aufkochen lassen
- ➤ Spinat dazugeben
- ➤ 6 Minuten / 90 °C / Linkslauf Stufe 2 garen

Punkte (pro Portion): 3

Nährwerte (pro Portion): 234 kcal, 20 g KH, 9 g EW, 13 g FE

7.2 Low-Fat-Chinesisch – Garnelen mit Gemüse und Reis

4 Portionen

Zutaten

- 450 g Riesengarnelenschwänze, aufgetaut
- 1 rote Paprika, in Rauten
- 1 gelbe Paprika, in Rauten
- 1 Zucchini (ca. 350 g), in Stücken
- 200 g Zuckerschoten
- 1 Bund Frühlingszwiebeln, in Ringen
- 250–300 g Basmatireis
- 900 g Wasser
- 3 TL gekörnte Gemüsebrühe
- 1 Stück Ingwer, geschält (ca. 20 g)
- 1 Knoblauchzehe
- 20 g Öl (neutral)
- 150 g Garflüssigkeit
- 2 EL Sojasoße
- 1 TL Zucker
- Salz und Pfeffer nach Geschmack

Zubereitung

- Gemüse in den Varoma geben und etwas pfeffern
- Reis in das Garkörbchen einwiegen, unter kaltem Wasser waschen und beiseitestellen
- Wasser mit Brühpulver in den Mixtopf geben
- 5 Minuten / Varoma Stufe 1 zum Kochen bringen
- In der Zwischenzeit den Einlegeboden mit Backpapier auslegen (die seitlichen Garschlitze frei lassen)
- Die Garnelen unter kaltem Wasser abspülen, trockentupfen, auf dem Einlegeboden verteilen etwas salzen und pfeffern
- Das Garkörbchen in den Mixtopf einhängen
- Varoma inkl. Einlegeboden aufsetzen
- Alles 15 Minuten/ Varoma / Stufe 1 garen
- Reis und Varoma warmhalten
- Garflüssigkeit auffangen
- Ingwer und Knoblauch in den Mixtopf geben
- 8 Sekunden / Stufe 8 zerkleinern
- Öl dazugeben und 3 Minuten / Varoma / Stufe 1 dünsten
- Garflüssigkeit, Sojasoße und Zucker in den Mixtopf geben
- 2 Minuten / 100 °C / Stufe 1 kochen
- Garnelen und Gemüse in eine große Schüssel geben, die Soße darüber gießen und gut miteinander vermengen
- Den Reis dazu servieren

Punkte (pro Portion): 4

Nährwerte (pro Portion): 460 kcal, 66 g KH, 31 g EW, 7 g FE

7.3 Kräuter-Medaillons mit Tomatensoße

4 Portionen

Zutaten

➢ 1 Knoblauchzehe
➢ 1 Bund Petersilie
➢ 1 Bund Basilikum
➢ 20 g Öl
➢ 1 TL Salz
➢ ½ TL Pfeffer
➢ 8 Schweinemedaillons
➢ 300 g Gemüse, in mundgerechten Stücken
➢ 800 g Kartoffeln, in Stücken
➢ 500 g Wasser
➢ 1 Brühwürfel
➢ 250 g Garflüssigkeit
➢ 20 g Mehl
➢ 70 g Tomatenmark

Zubereitung

➢ Knoblauch, Petersilie und Basilikum in den Mixtopf geben
➢ 6 Sekunden / Stufe 6 zerkleinern
➢ Öl, Salz und Pfeffer dazugeben und 10 Sekunden / Stufe 4 verrühren
➢ 1 EL dieser Marinade zur Seite stellen
➢ Mit dem Rest die Schweinemedaillons einreiben
➢ Diese dann in den Varoma-Einlegeboden geben
➢ Gemüse in den Varoma schichten
➢ Kartoffeln in den Garkorb geben
➢ Wasser in den Mixtopf füllen
➢ 30 Minuten / Varoma / Stufe 1 garen
➢ Soße: Garflüssigkeit, Mehl und Tomatenmark sowie den 1 EL Marinade 3 Minuten / 100 °C / Stufe 3 zu einer Soße einkochen
➢ Alles zusammen servieren

Punkte (pro Portion): 9

Nährwerte (pro Portion): 540 kcal, 41 g KH, 33 g EW, 26 g FE

7.4 Vegetarischer Nudeltopf

3 Portionen

Zutaten

- 1 Chilischote
- 1 Zwiebel, geviertelt
- 1 Knoblauchzehe
- 2 Paprikas, in Stücken
- 800 g geschälte Tomaten
- 300 g Wasser
- 1 TL Paprikapulver, edelsüß
- 1 TL Zucker
- 1 EL Pizzagewürz oder italienische Kräuter
- 2 Brühwürfel
- 1 TL Salz
- 250 g Harzweizennudeln (z. B. Spiralen)
- 20 g Öl (z. B. Olivenöl)

Zubereitung

- Die Chilischote, die Zwiebeln und die Knoblauchzehe in den Mixtopf geben
- 5 Sekunden / Stufe 5 zerkleinern
- Mit dem Spatel die Zutaten nach unten schieben
- Das Öl zugeben und 3 Minuten / Varoma / Stufe 1 dünsten
- Die Paprikas hinzufügen und 4 Sekunden / Stufe 5 zerkleinern
- Alle weiteren Zutaten bis auf die Nudeln dazugeben
- 9 Minuten / 100 °C / Stufe 1 erhitzen
- Die Nudeln hineingeben und 4 Sekunden / Linkslauf Stufe 3 verrühren, die Nudeln müssen mit der Soße gut vermischt sein
- Je nach Packungsangabe ca. 10 Minuten / 100 °C / Linkslauf Teigstufe mit eingesetztem Messbecher kochen, bis die Nudeln gar sind

Punkte (pro Portion): 11

Nährwerte (pro Portion): 394 kcal, 62 g KH, 13 g EW, 9 g FE

7.5 Zucchini-Vollkorn-Nudeln

2 Portionen

Zutaten

➢ 180 g Vollkornnudeln
➢ 400 g Zucchini
➢ 60 g getrocknete Tomaten (nicht in Öl!)
➢ 10 g Mandeln
➢ 120 g Wasser
➢ Pfeffer nach Geschmack
➢ 15 g Basilikum
➢ 80 g Tomate (entspricht ca. 1 Tomate)
➢ 10 g Tomatenmark
➢ ½ Knoblauchzehe
➢ 30 g Parmesan

Zubereitung

➢ Wasser und etwas Salz im Mixtopf aufkochen
➢ Vollkornnudeln hineingeben und kochen
➢ 100 °C / Linkslauf Sanftrührstufe
➢ Garzeit beachten: Nudeln bissfest kochen, von normaler Garzeit eine halbe bis eine Minute abziehen, da Nudeln in der Soße noch fertig gegart werden und sonst zu weich werden
➢ Nudeln abgießen und beiseitestellen
➢ Zucchini in Streifen schneiden
➢ Tomate, Mandeln, getrocknete Tomaten, Knoblauch, Parmesan, Wasser, Basilikum, Tomatenmark in den Mixtopf geben
➢ Stufenweise bis auf Stufe 10 zu einem leicht flüssigen Pesto verarbeiten
➢ Mit Pfeffer abschmecken
➢ Zucchinistreifen dazugeben und 3 Minuten / 100 °C / Linkslauf Stufe 4 garen
➢ Gekochte Vollkornnudeln dazugeben
➢ Das gesamte Gericht nochmals 2 Minuten / 90 °C / Linkslauf Stufe 3 erwärmen

Punkte (pro Portion): 12

Nährwerte (pro Portion): 696 kcal, 68 g KH, 45 g EW, 25 g FE

7.6 Gnocchi mit Gemüsesoße

4 Portionen

Zutaten

- ➢ 1 Kohlrabi
- ➢ 500 g Möhren
- ➢ 200 g Zuckerschoten
- ➢ 1 Bund Frühlingszwiebeln
- ➢ 1 EL Rapsöl
- ➢ 1 EL gekörnte Gemüsebrühe
- ➢ 150 g Frischkäse
- ➢ 500 g Gnocchi (aus dem Kühlregal)
- ➢ 3 EL Petersilie, gehackt
- ➢ 200 g Wasser

Zubereitung

- ➢ Die Möhren und den Kohlrabi in groben Stücken in den Mixtopf geben
- ➢ Ca. 5 Sekunden / Stufe 5 raspeln
- ➢ Die Zuckerschoten halbieren
- ➢ Frühlingszwiebeln in Ringe schneiden
- ➢ Das Gemüse und das Rapsöl in den Mixtopf geben
- ➢ Ca. 8 Minuten / Varoma / Linkslauf Stufe 1 dünsten
- ➢ Das Wasser, die Brühe und den Frischkäse dazugeben
- ➢ 20 Minuten / Varoma / Linkslauf Stufe 2 garen
- ➢ Die Gnocchi wie auf der Packung beschrieben ziehen lassen, abgießen und mit der Gemüsesoße vermischen und mit der Petersilie bestreuen

Punkte (pro Portion): 12

Nährwerte (pro Portion): 696 kcal, 68 g KH, 45 g EW, 25 g FE

7.7 Hackfleischtopf

4 Portionen

Zutaten

- ➢ 400 g Putenhackfleisch
- ➢ 1 EL Olivenöl
- ➢ 1 Zwiebel
- ➢ 1 Knoblauchzehe
- ➢ Salz, Cayennepfeffer, Paprikapulver und Kreuzkümmel nach Geschmack
- ➢ 4 EL Tomatenmark
- ➢ 300 g Gemüsebrühe
- ➢ 300 g Lauch, in Ringe geschnitten
- ➢ 300 g Zucchini, in Scheiben
- ➢ 400 g stückige Tomaten (Dose)
- ➢ 2 EL Cremefine (7 %)
- ➢ 1 EL Petersilie oder Basilikum, gehackt

Zubereitung

- ➢ Zwiebel und Knoblauch in den Mixtopf geben
- ➢ 4 Sekunden / Stufe 5 zerkleinern
- ➢ Öl zugeben und 4 Minuten / 100 °C ohne Messbecher glasig dünsten
- ➢ Hackfleisch zugeben und 8 Minuten / 100 °C / Stufe 1 ohne Messbecher anbraten
- ➢ Gemüsebrühe, Tomatenmark, Gemüse und Gewürze zugeben
- ➢ 15 Minuten / 100 °C / Stufe 1 köcheln
- ➢ Abschmecken
- ➢ Mit Cremefine verfeinern und kurz nochmal auf Stufe 1 durchrühren
- ➢ Mit Petersilie garnieren

Punkte (pro Portion): 1

Nährwerte (pro Portion): 224 kcal, 11 g KH, 29 g EW, 6 g FE

7.8 Rindfleischeintopf

4 Portionen

Zutaten

- 200 g Möhren, in Stücken
- 100 g Zwiebeln, halbiert
- 20 g Öl
- 1 Dose Tomaten, gestückelt
- 400 g mageres Rindergeschnetzeltes
- ½ gestr. TL Pfeffer
- 2 Lorbeerblätter
- 1 geh. TL Majoran
- 500 g Wasser
- 350 g Kartoffeln (vorwiegend festkochend), in Stücken
- 40 g Tomatenmark
- 1 Knoblauchzehe
- 2½ gestr. TL Salz
- 20 g Mehl
- Petersilie zum Garnieren

Zubereitung

- Möhren in den Mixtopf geben
- 3 Sekunden / Stufe 5 zerkleinern und umfüllen
- Zwiebeln und Knoblauchzehe in den Mixtopf geben
- 3 Sekunden / Stufe 5 zerkleinern und mit dem Spatel nach unten schieben
- Öl zugeben und 3 Minuten / 120 °C / Stufe 1 erhitzen
- Dann 3 Minuten / Varoma / Stufe 1 dünsten
- Fleisch zugeben, anstelle des Messbechers den Gareinsatz als Spritzschutz auf den Mixtopfdeckel stellen
- 5 Minuten / 120 °C / Linkslauf Sanftrührstufe garen
- Weitere 5 Minuten / Varoma / Linkslauf Sanftrührstufe garen
- Tomaten, Salz, Pfeffer, Lorbeerblätter und Majoran zugeben
- Messbecher wiedereinsetzen und 10 Minuten / 100 °C / Linkslauf Stufe 1 garen
- Wasser, Kartoffeln, Tomatenmark, Mehl und zerkleinerte Möhren zugeben
- Weitere 25 Minuten / 100 °C / Linkslauf Stufe 1 garen
- Lorbeerblätter aus dem Eintopf entfernen, Rindfleischeintopf abschmecken, auf Wunsch mit Petersilie bestreuen und heiß mit Brot servieren

Punkte (pro Portion): 6

Nährwerte (pro Portion): 303 kcal, 27 g KH, 25 g EW, 9 g FE

7.9 Pellkartoffeln mit Quark

2 Portionen

Zutaten

Für den Quark:
➢ 500 g Magerquark
➢ 50 ml Milch
➢ 1 geh. TL Salz
➢ 1 Prise Pfeffer

Für die Pellkartoffeln:
➢ 700 g Kartoffeln (festkochend)
➢ 500 ml Wasser
➢ 1 geh. TL Salz

Zubereitung

➢ Schmetterlingsaufsatz in den geschlossenen Mixtopf einsetzen
➢ Alle Zutaten für den Quark in den Mixtopf geben
➢ Alle Zutaten 3 Minuten / Linkslauf Stufe 3 vermengen
➢ Den Quark mit Hilfe des Spatels umfüllen und den Schmetterlingsaufsatz wieder entfernen
➢ Mixtopf reinigen
➢ Wasser und Salz in den Mixtopf geben für die Kartoffeln
➢ Diese in den Gareinsatz legen, welcher auf den geschlossenen Mixtopf gesetzt wird
➢ Kartoffeln 30 Minuten / Varoma / Stufe 1 garen

Punkte (pro Portion): 8

Nährwerte (pro Portion): 451 kcal, 70 g KH, 38 g EW, 1 g FE

7.10 Reispfanne mit Gemüse

4 Portionen

Zutaten

Für die Reispfanne:
- 250 g Basmatireis oder Vollkornreis
- 400 g Hähnchen- oder Putengeschnetzeltes
- 1000 ml Wasser
- 2 TL Gewürzpaste für Gemüsebrühe
- 1 TL Salz
- ½ TL Pfeffer
- 1 TL Paprika rosenscharf

- Andere Kräuter oder Gewürze nach Geschmack
- Sonnenblumenöl zum Braten

Für das Gemüse:
- 3 Möhren
- 1 rote Paprika
- 1 gelbe Paprika
- 1 Zucchini
- 100 g Cherrytomaten, halbiert
- 4 Frühlingszwiebeln

Zubereitung

- Wasser und die Gemüsepaste für die Reispfanne in den geschlossenen Mixtopf füllen
- Den Reis in das Garkörbchen füllen
- Kurz unter fließendem Wasser spülen
- Den Varoma einsetzen
- Den Reis 20–25 Minuten / Varoma / Stufe 2 garen
- In der Zwischenzeit das geputzte Gemüse (ausgenommen die Frühlingszwiebeln) in mundgerechte Stücke schneiden
- Gemüse in den Varoma-Aufsatz legen
- Diesen Varoma-Aufsatz mit dem Gemüse nach ca. 12 Minuten mit in den Thermomix einsetzen – das Gemüse wird so gemeinsam mit dem Reis weiter gegart
- Sobald der Reis fertig gegart ist, das Garkörbchen mit Hilfe des Spatels aus dem Mixtopf heben
- Zur Seite stellen, damit der Reis abkühlen kann
- Die Frühlingszwiebeln in kleine Röllchen schneiden
- In einer tiefen Pfanne das Geschnetzelte in etwas Sonnenblumenöl anbraten
- Die Frühlingszwiebeln dazugeben
- Dann den Reis dazugeben
- Gemeinsam mit dem Fleisch für weitere 5 Minuten braten
- Reis und Fleisch immer wieder wenden, damit nichts anbrennt
- Das Gemüse in die Pfanne geben
- Das Gericht mit den Gewürzen und Kräutern abschmecken
- Zum Schluss noch etwas von der Garflüssigkeit aus dem Mixtopf hinzugeben
- Die Reispfanne noch etwa 10 Minuten auf kleiner Flamme ziehen lassen

Punkte (pro Portion): 8

Nährwerte (pro Portion): 307 kcal, 37 g KH, 26 g EW, 6 g FE

7.11 Calamari

4 Portionen

Zutaten

- ➤ 800 g Calamari, in Ringe geschnitten, nicht paniert
- ➤ 300 g passierte Tomaten
- ➤ 250 g TK-Erbsen
- ➤ 15 g getrocknete Pilze
- ➤ 4 Sardellen
- ➤ 2 Knoblauchzehen
- ➤ 1 Bund Petersilie
- ➤ 100 ml Weißwein (trocken)
- ➤ 20 ml Olivenöl
- ➤ ½ TL Salz
- ➤ 1 Würfel Gemüsebrühe
- ➤ 1 Prise Pfeffer

Zubereitung

- ➤ Zuerst den Knoblauch und die Petersilie in den geschlossenen Mixtopf geben
- ➤ Beides 3 Sekunden / Stufe 5 zerkleinern
- ➤ Olivenöl sowie die Sardellen hinzugeben
- ➤ Alles 3 Minuten / 100 °C / Stufe 1 andünsten
- ➤ Anschließend durch die Öffnung im Deckel des Mixtopfes die Pilze, den Weißwein sowie die Calamariringe ebenfalls in den Mixtopf geben
- ➤ Das Ganze 5 Minuten / 100 °C / Linkslauf zum Kochen bringen
- ➤ Die passierten Tomaten, Salz, Pfeffer und Gemüsebrühe sowie die Erbsen hinzugeben
- ➤ Garen: 25 Minuten / 100 °C / Linkslauf Stufe 3
- ➤ Die Calamari in der Soße mit Reis servieren

Punkte (pro Portion): 2

Nährwerte (pro Portion): 311 kcal, 12 g KH, 34 g EW, 12 g FE

7.12 Forelle in Salzkruste an Wildreis auf Ofengemüse

6 Portionen

Zutaten

Für das Ofengemüse:
- 1 Zucchini
- 1 gelbe Paprika
- 10 kleine Tomaten
- 1 Glas schwarze Oliven
- 1 Packung Feta
- 3 EL Olivenöl
- 1 EL Balsamicoessig
- 2 EL Tomatenmark
- Salz und Pfeffer nach Geschmack
- ½ EL Basilikum
- 1 Zweig Rosmarin

Für den Wildreis:
- 250 g Wildreis
- 375 ml Wasser

Für die Tomatensoße:
- 1 Zwiebel
- 1 Knoblauchzehe
- 1 rote Paprika
- 50 ml Olivenöl
- 500 g passierte Tomaten
- 1 TL gekörnte Brühe
- 1 EL Basilikum

Für die Forelle:
- 2 Forellen (küchenfertig, ca. 500 g)
- 1000 g grobes Meersalz
- 1000 ml Wasser
- ½ Zitrone

Zubereitung

➢ Paprika, Zucchini und Tomaten klein schneiden

➢ Das Gemüse in einen Gefrierbeutel umfüllen

➢ Dem Gemüse Öl, Balsamicoessig, Tomatenmark, Salz, Pfeffer sowie Basilikum hinzufügen

➢ Beutel verschließen und schütteln

➢ Beutel noch einmal öffnen und den Rosmarinzweig hineinlegen

➢ Beutel erneut verschließen

➢ In den Kühlschrank legen, damit das Gemüse in Ruhe marinieren kann

➢ In der Zwischenzeit den Wildreis zubereiten: Reis und Wasser im Verhältnis 1:1,5 im Reiskocher ansetzen bzw. im herkömmlichen Topf kochen

➢ Für die Tomatensoße: 1 Zwiebel, 1 Knoblauchzehe und 1 rote Paprika in den geschlossenen Mixtopf geben

➢ Alles 5 Sekunden / Stufe 5 zerkleinern

➢ Das Öl hinzufügen

➢ Alles 5 Minuten / Varoma / Stufe 1 dünsten

➢ Inzwischen den Feta für das Ofengemüse klein schneiden

➢ Die Oliven abtropfen lassen

➢ Dem Mixtopf, in welchem sich die Zutaten für die Tomatensoße befinden, die restlichen Zutaten für die Soße hinzufügen

➢ Alles 5 Minuten / 100 °C / Stufe 1 garen

➢ Währenddessen die Forellen entschuppen, von Flossen und Kopf befreien, mit kaltem Wasser abspülen

➢ Mit einem Küchentuch trocknen

➢ Sobald die Soße fertig ist, 10 Sekunden / Stufe 8 pürieren

➢ Danach umfüllen und warm stellen

➢ Das vorbereitete Ofengemüse aus dem Kühlschrank in eine Auflaufform füllen

➢ Die Oliven und den Feta gleichmäßig darauf aufteilen

➢ Die Form in den Backofen schieben

➢ Das Ofengemüse bei 200 °C garen

➢ 300 g Salz in den Varoma legen

➢ Die vorbereiteten Forellen darauflegen

➢ Den Fisch mit dem restlichen Salz vollkommen bedecken

➢ Das Wasser in den geschlossenen Mixtopf füllen und den Varoma aufsetzen

➢ Die Forellen 30 Minuten / Varoma / Stufe 1 garen

➢ Abschließend die Forellen vorsichtig aus ihrer Salzkruste lösen

➢ Gemeinsam mit dem Ofengemüse, der Soße und dem Wildreis auf einem Teller anrichten

Hinweis:

➢ Durch den hohen Salzgehalt beim Garen kann man hier die Fischhaut nicht mitessen

Punkte (pro Portion): 10

Nährwerte (pro Portion): 432 kcal, 22 g KH, 20 g EW, 28 g FE

7.13 Schollenfilet im Kartoffel-Möhren-Bett

2 Portionen

Zutaten

- ➢ 2 Schollenfilets
- ➢ 400 g Kartoffeln
- ➢ 400 g Möhren
- ➢ 700 ml Wasser
- ➢ Salz und Pfeffer nach Geschmack
- ➢ Butter nach Geschmack

Zubereitung

- ➢ Wasser in den geschlossenen Mixtopf füllen
- ➢ Den Gareinsatz einsetzen
- ➢ Die Kartoffeln hinzugeben
- ➢ Möhren vorbereiten und in den Varoma geben
- ➢ Die Schollenfilets mit Pfeffer und Salz nach Belieben würzen
- ➢ Auf die passende Größe Backpapier zurechtschneiden
- ➢ In den Einlegeboden des Varoma legen
- ➢ Die Schollenfilets dort platzieren
- ➢ Alles aufeinandersetzen und 25 Minuten / Varoma / Stufe 1 garen
- ➢ Vor dem Servieren etwas Butter auf die Kartoffeln geben

Punkte (pro Portion): 7

Nährwerte (pro Portion): 298 kcal, 43 g KH, 18 g EW, 5 g FE

7.14 Hähnchenschenkel aus dem Varoma

3 Portionen

Zutaten

Für die Marinade:
➤ 4 EL Sonnenblumenöl
➤ 2 EL Paprikapulver
➤ 1 EL Currypulver
➤ 1 TL Knoblauchgranulat
➤ 1½–2 TL Salz
➤ 1 Prise Chili

➤ 2 Zweige Rosmarin
➤ 2 EL Tomatenmark oder Ketchup
➤ 1 EL Honig

Sonstiges:
➤ 6 Hähnchenschenkel
➤ 1000 ml Wasser
➤ 1 gehäufter TL Salz

Zubereitung

➤ Zutaten für die Marinade in den Mixtopf geben
➤ Alles 15 Sekunden / Stufe 6 vermischen
➤ Hähnchenschenkel waschen und trocken tupfen
➤ Großzügig mit der Marinade einstreichen
➤ Von der Marinade einen kleinen Rest zurückbehalten
➤ 2 bis 3 der Hähnchenschenkel direkt in den Varoma legen
➤ Die restlichen Hähnchenschenkel in den Einlegeboden des Varoma legen
➤ Den Mixtopf mit 1000 ml Wasser und einem gehäuften TL Salz vorbereiten
➤ Den Varoma auf den geschlossenen Mixtopf setzen
➤ Die Hähnchenschenkel 60 Minuten / Varoma / Stufe 1,5 garen
➤ Den Backofen kurz vor Ende der Garzeit auf 220 °C Ober-/Unterhitze vorheizen
➤ Auf ein Backblech eine Schicht aus Backpapier legen
➤ Die Hähnchenschenkel auf das Backblech legen, nochmals dünn mit dem Rest der Marinade bestreichen
➤ Hähnchenschenkel für 15–20 Minuten backen, bis sie eine goldbraune Färbung angenommen haben und die Haut knusprig ist

Punkte (pro Portion): 7

Nährwerte (pro Portion): 417 kcal, 6 g KH, 37 g EW, 26 g FE

7.15 Rindersteak (Sous-vide)

2 Portionen

Zutaten

- ➢ 2 Filetsteaks (je 250 g, 3 cm dick)
- ➢ 2 EL Olivenöl
- ➢ 2 Zweige Rosmarin
- ➢ 4 Zweige Thymian
- ➢ 2 TL Pfefferkörner
- ➢ 2 EL Butaris
- ➢ Salz und Pfeffer nach Geschmack

Zubereitung

- ➢ Steaks mit der Hand auf ca. 3 cm flach drücken
- ➢ Mit Olivenöl bestreichen
- ➢ Zusammen mit jeweils einem Zweig Rosmarin, zwei Thymianzweigen und einem TL Pfefferkörner in geeignete Plastikbeutel füllen und vakuumieren
- ➢ Ein Steak pro Beutel (2 Stück passen in das Garkörbchen vom TM5)
- ➢ Lauwarmes Wasser auffüllen, bis die Fleischstücke bedeckt sind
- ➢ Deckel und Messbecher einsetzen
- ➢ 70 Minuten / 55 °C / Stufe 1
- ➢ Aus der Tüte befreien, trocken tupfen, kurz mit Butaris in einer heißen Pfanne 20 Sekunden pro Seite scharf anbraten, mit Pfeffer und Salz würzen

Punkte (pro Portion): 13

Nährwerte (pro Portion): 596 kcal, 1 g KH, 72 g EW, 32 g FE

7.16 Kartoffel-Blumenkohl-Eintopf

4 Portionen

Zutaten

➢ 1 kleiner Blumenkohl, in groben Stücken
➢ 1 Zwiebel, gehackt
➢ 1 EL Speiseöl (Rapsöl)
➢ 4–5 mittelgroße Kartoffeln, in kleineren Würfeln
➢ 400 g gehackte Tomaten (Dose)
➢ 1 geh. TL Kreuzkümmelsamen, zerstoßen
➢ 1 geh. TL Koriandersamen, zerstoßen
➢ 1 geh. TL Kurkuma
➢ 1 geh. TL Currypulver (indisch, z. B. Jaipur)
➢ 1 geh. TL Garam Masala
➢ 1 gestr. TL Salz
➢ 2 geh. TL Gemüsegrundstock oder gekörnte Brühe
➢ 1 Bund Koriander, Stängel kleingehackt, Blätter zerkleinern und getrennt vorbereiten

Zubereitung

➢ Den Blumenkohl in den Mixtopf und 3 Sekunden / Stufe 3 zerkleinern
➢ Öl in den Mixtopf
➢ Zwiebeln in den Mixtopf
➢ 2 Minuten / Varoma / Linkslauf garen
➢ Gewürze (außer Gemüsegrundstock) hinzufügen
➢ 3 Minuten / Varoma weitergaren
➢ Tomaten hinzufügen und 3 Minuten / 100 °C / Linkslauf Saftrührstufe garen
➢ Garkorb als Spritzschutz auf den Deckel legen
➢ In dieser Zeit nach und nach die gewürfelten Kartoffeln hinzufügen
➢ Am Schluss Gemüsegrundstock dazugeben
➢ Wenn alle Kartoffeln im Mixtopf sind, 15 Minuten / 100 °C / Linkslauf Saftrührstufe garen, dabei Garkorb als Spritzschutz auf den Deckel legen
➢ Zerkleinerten Blumenkohl und Korianderstängel hinzufügen und weitere 15 Minuten / 100 °C / Linkslauf Saftrührstufe garen
➢ Am Schluss zerkleinerte Korianderblätter hinzufügen, abschmecken und servieren

Punkte (pro Portion): 2

Nährwerte (pro Portion): 164 kcal, 26 g KH, 7 g EW, 3 g FE

7.17 Tomaten-Risotto mit Rucola

8 Portionen

Zutaten

- 80 g Parmesan
- 1 Zweig Rosmarin
- 4 EL Olivenöl
- 120 g Schalotten
- 2 Zehen Knoblauch
- 60 g getrocknete Tomaten
- 320 g Risottoreis
- 600 g geschälte Tomaten (Dose), in Würfel geschnitten

- 100 ml Weißwein
- 600 ml heiße Gemüsebrühe
- 1 EL Tomatenmark
- 50 g Pinienkerne
- 1 Bund Rucola
- 1 Prise Salz, Zucker und Pfeffer
- 100 g schwarze Oliven (ohne Stein)
- 3 EL Crème fraîche
- 1 Messerspitze Cayennepfeffer

Zubereitung

- Parmesan und Rosmarinzweig in den Mixtopf geben
- 10 Sekunden / Stufe 10 zerkleinern, umfüllen und Mixtopf reinigen
- Getrocknete Tomaten, Schalotten und Knoblauch 5 Sekunden / Stufe 6 zerkleinern
- Mit dem Spatel nach unten schieben
- Tomatenmark, Oliven und Olivenöl dazugeben
- 3 Minuten / Varoma / Linkslauf Stufe 1 andünsten
- Risottoreis zugeben
- 3 Minuten / 100 °C / Linkslauf Stufe 1 andünsten
- Mit Salz, Pfeffer, Cayennepfeffer und Zucker würzen
- Mit Weißwein ablöschen
- 1 Minute / 100 °C / Linkslauf Stufe 1 erwärmen
- Heiße Gemüsebrühe zugeben und mit dem Spatel einmal über den Mixtopfboden rühren, um den Reis zu lösen
- Ca. 20 Minuten / 90 °C / Linkslauf Stufe 1 garen
- Den Aufsatz (Messbecher) während des gesamten Vorgangs weglassen, dabei den Gareinsatz als Spritzschutz auf den Mixtopfdeckel stellen
- Inzwischen die Pinienkerne in einer Pfanne ohne Fett goldbraun rösten und den Rucola putzen
- 1 Minute vor Ende der Garzeit die Tomatenwürfel, Crème fraîche und den Parmesan-Rosmarin-Mix zugeben
- Mit Salz und Pfeffer würzen
- 12 Sekunden / Linkslauf Stufe 4 verrühren und kurz ziehen lassen
- Abschmecken und das Risotto zugedeckt mind. 2 Minuten ruhen lassen
- Mit Pinienkernen und Rucola bestreut servieren

Punkte (pro Portion): 8

Nährwerte (pro Portion): 275 kcal, 14 g KH, 9 g EW, 19 g FE

7.18 Bohneneintopf

4 Portionen

Zutaten

➢ 200 g Möhren, in Stücken
➢ 200 g Knollensellerie, in Stücken
➢ 30 g Butter, in Stücken
➢ 500 g Kartoffeln, in mundgerechten Stücken
➢ 500 g grüne Bohnen
➢ 600 g Wasser
➢ 1 Würfel Gemüsebrühe
➢ ½ TL Salz
➢ ½ TL Pfeffer

Zubereitung

➢ Möhren und Sellerie in den Mixtopf geben
➢ 5 Sekunden / Stufe 5 zerkleinern
➢ Mit dem Spatel nach unten schieben
➢ Butter zugeben
➢ 3 Minuten / 120 °C / Linkslauf Stufe 1 dünsten
➢ Kartoffeln, Bohnen, Wasser, Brühwürfel, Bohnenkraut, Salz und Pfeffer zugeben
➢ 18 Minuten / 100 °C / Linkslauf Stufe 1 garen, abschmecken und servieren

Punkte (pro Portion): 5

Nährwerte (pro Portion): 198 kcal, 29 g KH, 7 g EW, 6 g FE

7.19 Hähnchen-Gemüse-Reis-Topf

4 Portionen

Zutaten

- ➤ 500 g Hähnchenbrustfilet, in mundgerechte Stücke geschnitten
- ➤ 1 Zwiebel
- ➤ 2 Knoblauchzehen
- ➤ 1 EL Butter
- ➤ 200 g Reis
- ➤ 1000 ml Wasser
- ➤ 1 TL Gemüsepaste

Mischgemüse:
- ➤ 1 rote Paprika, in Streifen geschnitten
- ➤ 1 gelbe Paprika, in Streifen geschnitten
- ➤ 1 Möhre, in Scheiben geschnitten
- ➤ 1 Zucchini, in Scheiben geschnitten
- ➤ Mais und Kidneybohnen nach Geschmack

Soße:
- ➤ 250 g Garflüssigkeit
- ➤ 100 g Weißwein
- ➤ 20 g Speisestärke
- ➤ Salz, Pfeffer, Muskat, Cayennepfeffer nach Geschmack

Zubereitung

- ➤ Fleisch mit Salz und Pfeffer würzen und in den Varoma-Einlegeboden legen
- ➤ Gemüse in den Varoma geben, leicht salzen
- ➤ Zwiebel und Knoblauch in den Mixtopf geben und 5 Sekunden / Stufe 5 zerkleinern
- ➤ Butter dazugeben und 5 Minuten / Varoma / Stufe 1 dünsten
- ➤ Wasser und die Gemüsebrühpaste in den Mixtopf geben, Gareinsatz einhängen und Reis einwiegen
- ➤ Varoma mit Deckel aufsetzen und alles 25 Minuten / Varoma / Stufe 1 kochen
- ➤ Varoma und Garkörbchen beiseitestellen, warmhalten
- ➤ Garflüssigkeit auffangen und Soßen-Zutaten zugeben
- ➤ 5 Sekunden / Stufe 5 mixen
- ➤ Nochmals 5 Minuten / 100 °C / Stufe 2 aufkochen

Punkte (pro Portion): 5

Nährwerte (pro Portion): 315 kcal, 25 g KH, 33 g EW, 6 g FE

7.20 Gemüsecurry mit Reis

6 Portionen

Zutaten

➢ 200 g Reis
➢ 700 g frisches Gemüse (z. B. Möhren, Blumenkohl, Erbsen, Brokkoli, Bohnen, Zuckerschoten, Zucchini)
➢ 1000 ml Wasser
➢ 150 g Cashewkerne
➢ 1 EL Rapsöl
➢ 1 Knoblauchzehe, gehackt
➢ 1 TL Chilipulver
➢ 400 ml Kokosmilch (Dose)
➢ 1 EL gekörnte Gemüsebrühe
➢ 1 TL Currypulver
➢ 4–8 EL Sojasoße

Zubereitung

➢ Reis ins Garkörbchen einwiegen und kurz unter fließendem Wasser abspülen
➢ Wasser in den Mixtopf geben, Garkörbchen mit Reis einsetzen, Deckel und Varoma aufsetzen
➢ Gemüse waschen und in mundgerechte Stücke schneiden
➢ Gemüse in den Varoma geben und diesen verschließen
➢ 20–30 Minuten / Varoma / Stufe 1 garen (Garzeit ist abhängig von der Reissorte, bei Vollkornreis muss sie z. B. verlängert werden)
➢ Cashewkerne in einer beschichteten Pfanne ohne Öl bräunen, danach umfüllen
➢ Rapsöl in der Pfanne leicht erhitzen, dann eine gehackte Knoblauchzehe und ein TL Chilipulver darin anrösten
➢ Mit Kokosmilch ablöschen
➢ Gemüsebrühe, Currypulver und Sojasoße zugeben und kurz aufkochen lassen
➢ Gedünstetes Gemüse und Cashewkerne in die Soße geben, vermengen und mit Reis servieren

Punkte (pro Portion): 10

Nährwerte (pro Portion): 365 kcal, 18 g KH, 6 g EW, 29 g FE

7.21 Bandnudeln mit Pilzen

6 Portionen

Zutaten

- ½ Zwiebel
- 1 Knoblauchzehe
- 5 g Petersilie
- 20 ml Olivenöl
- 150 ml Sahne
- 150 ml Milch
- 150 ml Wasser
- 1 TL Gemüsebrühpaste
- ½ TL Salz

- 3–4 Prisen Pfeffer
- 2 Prisen Muskat
- 100 g braune Champignons oder Steinpilze
- 1 Spritzer Zitronensaft
- 30–40 g Mehl
- Petersilie zum Garnieren
- 400 g Bandnudeln

Zubereitung

- Messbecher in den Mixtopf einsetzen
- Das Messer bei Stufe 5 zunächst im Leerlauf laufen lassen, dann durch die Öffnung im Messbecher Knoblauch, Zwiebel und Petersilie hineingeben
- Den Messbecher verschließen
- Die Zutaten so lange zerkleinern lassen, bis zu hören ist, dass das Messer wieder leerläuft
- Dann die Zutaten mit dem Spatel nach unten schieben, damit auch alles gleichmäßig zerkleinert wird
- Öl dazugeben und Knoblauch, Zwiebel und Petersilie 3 Minuten / 120 °C / Stufe 1 dünsten
- Durch die Öffnung im Mixtopf Sahne, Milch, Wasser, Gemüsebrühpaste sowie Salz, Pfeffer und Muskat hinzugeben
- Alles 10 Minuten / 100 °C / Stufe 1 kochen
- Eventuell muss nach 5 Minuten die Gartemperatur nach unten geregelt werden, dazu auf 95 °C beziehungsweise 85 °C zurückdrehen
- In der Zwischenzeit die Bandnudeln nach Packungsanweisung kochen
- Die Pilze in Scheiben schneiden und mit etwas Zitronensaft beträufeln
- Dann das Mehl und die Pilze mit in den geschlossenen Mixtopf geben
- Alles noch einmal 10 Minuten / 100 °C / Linkslauf Sanftrührstufe kochen
- Danach abschmecken, über die Nudeln auf dem Teller geben und mit Petersilie garnieren

Punkte (pro Portion): 13

Nährwerte (pro Portion): 363 kcal, 52 g KH, 11 g EW, 11 g FE

7.22 Ratatouille

4 Portionen

Zutaten

- ➢ 1 Knoblauchzehe
- ➢ 1 große Gemüsewiebel
- ➢ 1 rote Paprika
- ➢ 1 Zucchini
- ➢ 1 Aubergine
- ➢ 5 Tomaten
- ➢ 2 Zweige Rosmarin
- ➢ 1 Brühwürfel
- ➢ 100 ml Wasser
- ➢ 25 ml Olivenöl
- ➢ 1 EL Tomatenmark mit Würzgemüse
- ➢ Chilipulver, Salz, Pfeffer und Zucker nach Geschmack

Zubereitung

- ➢ Zwiebel und Knoblauchzehe schälen und halbieren
- ➢ Die Paprika entkernen und in feine Streifen schneiden
- ➢ Zucchini und Aubergine klein schneiden
- ➢ Tomaten häuten und klein schneiden
- ➢ Zwiebel und Knoblauch in den geschlossenen Mixtopf geben
- ➢ 4 Sekunden / Stufe 5 zerkleinern
- ➢ Öl hinzugeben
- ➢ Alles 3 Minuten / Varoma Stufe 1 dünsten
- ➢ Die restlichen Zutaten sowie das Wasser hinzugeben
- ➢ Das Ratatouille 20 Minuten / 100 °C / Linkslauf Sanftrührstufe garen lassen

Punkte (pro Portion): 2

Nährwerte (pro Portion): 102 kcal, 9 g KH, 3 g EW, 6 g FE

7.23 Couscous mit Gemüse

3 Portionen

Zutaten

- ➤ 150 g Couscous
- ➤ 2 gestr. EL Öl
- ➤ 240 ml Wasser
- ➤ 1 rote Paprika
- ➤ 1 Zucchini (mittelgroß)

Zubereitung

- ➤ Couscous und Öl in den geschlossenen Mixtopf geben
- ➤ 3 Minuten / 80 °C / Stufe 1
- ➤ Dann 240 ml Wasser kochen
- ➤ Durch die Deckelöffnung des Mixtopfes einfüllen
- ➤ Die restlichen Kräuter und Gewürze hinzugeben
- ➤ Für 20 Minuten ruhen lassen
- ➤ Dann den Couscous in eine Schüssel umfüllen
- ➤ Gemüse im geschlossenen Mixtopf 4 Sekunden / Stufe 4 zerkleinern
- ➤ Dazu den Spatel zu Hilfe nehmen, um alles nach unten zu schieben
- ➤ Danach das zerkleinerte Gemüse mit in die Schüssel zum Couscous geben
- ➤ Alles vermischen und abschmecken

Punkte (pro Portion): 8

Nährwerte (pro Portion): 276 kcal, 39 g KH, 6 g EW, 10 g FE

7.24 Gemüsequinoa

2 Portionen

Zutaten

- ➢ 1 Zwiebel
- ➢ 1 Knoblauchzehe
- ➢ 5 ml Öl
- ➢ 200 g Quinoa
- ➢ 500 ml Wasser
- ➢ 1 TL Suppengrundstock oder ½ Suppenwürfel
- ➢ 1 EL Tomatenmark
- ➢ Salz und Pfeffer nach Geschmack
- ➢ 500 g Gemüse nach Geschmack (z. B. Zucchini, Frühlingszwiebeln, Brokkoli)

Zubereitung

- ➢ Zwiebel und Knoblauch in den geschlossenen Mixtopf geben
- ➢ 5 Sekunden / Stufe 5–6 zerkleinern
- ➢ Den Spatel verwenden, um alles nach unten zu schieben
- ➢ Das Öl hinzufügen
- ➢ Zwiebel und Knoblauch 2 Minuten / Varoma Stufe 2 andünsten
- ➢ In der Zwischenzeit die Quinoa mit heißem Wasser waschen, so dass die enthaltenen Bitterstoffe entfernt werden
- ➢ Dann die Quinoa gut abtropfen und sie mit in den geschlossenen Mixtopf geben
- ➢ Anschließend Wasser, Suppengrundstock sowie Tomatenmark und nach Bedarf Salz und Pfeffer hinzugeben
- ➢ Das Ganze 20 Minuten / 100 °C / Stufe 1 garen
- ➢ Nach Ende der Garzeit die Quinoa für weitere 15 Minuten im geschlossenen Mixtopf quellen lassen
- ➢ Währenddessen das Gemüse klein schneiden und es in Öl kurz anbraten
- ➢ Das bissfeste Gemüse mit in den geschlossenen Mixtopf geben
- ➢ Alles miteinander verrühren – hierzu für kurze Zeit den Linkslauf der Stufe 1 einstellen

Punkte (pro Portion): 11

Nährwerte (pro Portion): 445 kcal, 71 g KH, 17 g EW, 9 g FE

7.25 Vegetarisch gefüllte Paprikaschoten

5 Portionen

Zutaten

- ➤ 5 Paprikas
- ➤ 200 g Hirse (roh)
- ➤ 1 Würfel Kräuter Fix oder 1 Gemüsebrühwürfel
- ➤ 800 ml Wasser
- ➤ ca. 300 g TK-Buttergemüse
- ➤ 150 ml Milch
- ➤ 1 Dose Aufstrich „Sizilianisches Grillgemüse" oder Ähnliches

Zubereitung

- ➤ Wasser und Gemüsebrühwürfel in einem Topf zum Kochen bringen
- ➤ Die Hirse dazugeben
- ➤ Auf kleiner Stufe köcheln, bis das Wasser verkocht ist
- ➤ Das Gemüse unter die Hirse geben
- ➤ Die Milch und den Aufstrich miteinander vermengen
- ➤ Diese Soße mit unter das Gemüse-Hirse-Gemisch geben
- ➤ Paprikaschoten waschen
- ➤ Deckel der Paprikaschoten gerade abschneiden und beiseitelegen
- ➤ Stiel und Kerne entfernen
- ➤ Die Paprikaschoten großzügig mit dem Gemüse-Hirse-Gemisch auffüllen
- ➤ Dann den Deckel wieder auf die Schote setzen
- ➤ Mit einem Zahnstocher fixieren
- ➤ Den Mixtopf mit ca. 1000 ml Wasser auffüllen
- ➤ Die gefüllten Paprikaschoten in den Varoma stellen und diesen verschließen
- ➤ Den Varoma aufsetzen
- ➤ Die Paprikaschoten für 30 Minuten / Varoma Stufe 1 garen

Punkte (pro Portion): 8

Nährwerte (pro Portion): 366 kcal, 43 g KH, 11 g EW, 16 g FE

7.26 Gemüsepizza

12 Stücke

Zutaten

Für den Teig:
➢ 100 g Käse am Stück
➢ 1 Zucchini
➢ 3 Möhren
➢ 2 Eier
➢ Salz und Pfeffer nach Geschmack

Belag (nach Geschmack anpassen):
➢ 1 Dose Tomaten (stückig)
➢ Basilikum, Majoran und Oregano
➢ Kochschinken
➢ Salami
➢ TK-Blattspinat
➢ Frische Champignons
➢ 5 Cocktailtomaten
➢ 100 g Käse am Stück

Zubereitung

➢ Eine Springform mit Backpapier auslegen
➢ Ränder einfetten
➢ Den Backofen bei Ober-/Unterhitze auf 220 °C vorheizen
➢ Käse für den Teig in den Mixtopf geben und verschließen
➢ 5 Sekunden / Stufe 7 zerkleinern
➢ Anschließend den Käse in ein Schälchen umfüllen
➢ Die Zucchini halbieren, Kerne entfernen und in grobe Stücke teilen
➢ Diese Stücke in den Mixtopf geben
➢ Die Möhren schälen und ebenfalls in grobe Stücke schneiden
➢ Diese zu den Zucchinistücken in den Mixtopf geben
➢ Zucchini und Möhren 3 Sekunden / Stufe 5 zerkleinern
➢ Die Eier und den Käse für den Teig mit in den geschlossenen Mixtopf geben
➢ Alles 2 Minuten / Teigstufe vermengen
➢ Die Teigmasse in die Springform füllen und glattstreichen
➢ Für 20 Minuten bei 220 °C im Backofen backen
➢ In der Zwischenzeit die gewünschte Menge an Blattspinat auftauen, am einfachsten in der Mikrowelle
➢ Danach den Blattspinat in ein Sieb geben und ausdrücken, damit so viel Flüssigkeit wie möglich entweicht
➢ Die stückigen Tomaten auf dem vorgebackenen Pizzaboden verteilen und mit Basilikum, Oregano und Majoran würzen
➢ Schinken und Salami in kleine Streifen schneiden und auf den Tomaten verteilen
➢ Auf dieser Schicht den Blattspinat verteilen
➢ Champignons in Streifen schneiden und auf der Pizza verteilen
➢ Die Cocktailtomaten halbieren, ebenfalls auf die Pizza geben
➢ Abschließend alles nach Geschmack mit Käse bestreuen
➢ Nun die Gemüsepizza für weitere 20 Minuten bei 200 °C Ober-/Unterhitze backen, bis der Käse eine schöne goldbraune Färbung angenommen hat

Punkte (pro Stück): 3

Nährwerte (pro Stück): 99 kcal, 2 g KH, 7 g EW, 7 g FE

7.27 Spargel

4 Portionen

Zutaten

- ➢ 1000 g Spargel
- ➢ 1 gestr. TL Salz
- ➢ ½ gestr. TL Zucker
- ➢ 750 g Wasser

Zubereitung

- ➢ Den Spargel schälen
- ➢ Wasser, Salz und Zucker in den Mixtopf geben
- ➢ Spargel in den Varoma legen
- ➢ Varoma auf den Mixtopf stellen
- ➢ 25 Minuten / Varoma / Stufe 1

Punkte (pro Portion): 0

Nährwerte (pro Portion): 49 kcal, 6 g KH, 5 g EW, 1 g FE

7.28 Rotkohlgemüse (Beilage)

4 Portionen

Zutaten

➢ 500 g Rotkohl
➢ 3 Äpfel, geviertelt
➢ 3 Zwiebeln, halbiert
➢ 40 g Öl
➢ 40 g Balsamicoessig
➢ 140 g Wasser
➢ 1 gestr. TL Salz
➢ 1 Prise Pfeffer
➢ 1 gestr. TL Zucker

Zubereitung

➢ Rotkohl in grobe Stücke schneiden
➢ Portionsweise in den Mixtopf geben
➢ 8 Sekunden / Stufe 4 zerkleinern
➢ Den zerkleinerten Rotkohl umfüllen
➢ Die Äpfel und die Zwiebeln ebenfalls 8 Sekunden / Stufe 4 verkleinern
➢ Rotkohl und Öl dazugeben
➢ 7 Minuten / Varoma / Linkslauf Stufe 2 dünsten
➢ Die restlichen Zutaten hinzugeben
➢ Alles 45 Minuten / 100 °C / Linkslauf Stufe 2 garen

Punkte (pro Portion): 3

Nährwerte (pro Portion): 319 kcal, 50 g KH, 5 g EW, 10 g FE

8. Desserts

8.1 Low-Fat-Schokoladenkuchen

12 Stück

Zutaten

- ➢ 3 Eier, getrennt
- ➢ 1 Prise Salz
- ➢ 200 g Zucker
- ➢ 250 g Pflaumen, entkernt, abgetropft
- ➢ 50 g Kakaopulver (ungesüßt)
- ➢ 1 TL Vanillearoma
- ➢ 150 g Milch (1,5 %)
- ➢ 80 g Mehl
- ➢ Grieß für die Form
- ➢ Puderzucker zum Verzieren

Zubereitung

- ➢ Backofen auf 180 °C vorheizen
- ➢ Kuchenform (Springform) leicht fetten und mit Grieß ausstreuen
- ➢ Eier trennen und die 3 Eiweiß und eine Prise Salz mit Hilfe des Schmetterlings ca. 3 Minuten / Stufe 4 steif schlagen
- ➢ Umfüllen und kaltstellen
- ➢ 3 Eigelb, Zucker, Pflaumen, Kakaopulver, Vanillearoma und Milch in den Mixtopf geben und etwa 1 Minute / Stufe 8 pürieren
- ➢ Mehl einfüllen und nochmals unterheben
- ➢ 30 Sekunden / Stufe 6
- ➢ Umfüllen und das geschlagene Eiweiß vorsichtig unterheben
- ➢ Die Masse in die vorbereitete Springform geben
- ➢ Im Ofen bei 180 °C etwa 40 Minuten backen
- ➢ In der Form abkühlen lassen
- ➢ Mit Puderzucker bestreut servieren

Punkte (pro Portion): 5

Nährwerte (pro Portion): 131 kcal, 25 g KH, 3 g EW, 2 g FE

8.2 Erdbeershake

2 Portionen

Zutaten

➢ 150 g gefrorene Erdbeeren
➢ 600 g kalte Milch (1,5 %)
➢ 1 Spritzer flüssiger Süßstoff

Zubereitung

➢ Gefrorene Erdbeeren in den Mixtopf geben
➢ 30 Sekunden / Stufe 10 pürieren
➢ Erdbeermasse mit dem Spatel nach unten schieben
➢ Kalte Milch und Süßstoff dazugeben, ca. 20 Sekunden / Stufe 10 mixen

Punkte (pro Portion): 6

Nährwerte (pro Portion): 71 kcal, 5 g KH, 11 g EW, 0 g FE

8.3 Frozen-Yogurt-Eis

2 Portionen

Zutaten

Eis
➤ 250 g Naturjoghurt (2 %)
➤ 1 EL Vanillezucker
➤ 1 TL Honig

Erdbeersoße
➤ 1 TL Vanillezucker
➤ 100 g Erdbeeren
➤ 1 TL Limetten- oder Zitronensaft

Zubereitung

Eis:
➤ Die Zutaten für den Frozen Yogurt in den Mixtopf geben
➤ 5 Minuten / Stufe 4 cremig rühren
➤ Falls Eismaschine vorhanden: Den Joghurt in die Eismaschine füllen und für ca. 40 Minuten zu Eis rühren lassen
➤ Ohne Eismaschine: Den Joghurt in einen Gefrierbeutel füllen und ins Eisfach geben, dabei alle 30 Minuten einmal kräftig durchkneten, so dass sich keine Eiskristalle bilden können, nach ca. 3 Stunden ist das Frozen-Yogurt-Eis fertig

Erdbeersoße:
➤ Erdbeeren, Zucker und Limettensaft 30 Sekunden / Stufe 8 pürieren und kühl stellen

Anrichten:
➤ Joghurt-Eis mit der Soße abwechselnd schichtweise in ein Glas füllen
➤ Dann mit frischem Obst oder Schokostreuseln dekorieren

Punkte (pro Portion): 6

Nährwerte (pro Portion): 186 kcal, 35 g KH, 5 g EW, 3 g FE

8.4 Birnenmus mit Chiasamen

2 Portionen

Zutaten

- ➢ 2 Birnen (reif)
- ➢ 5 TL Chiasamen
- ➢ 200 g Sojajoghurt
- ➢ 4–5 EL Agavendicksaft
- ➢ 1 EL Nüsse-Mix
- ➢ 2 Blätter Basilikum

Zubereitung

- ➢ Die Birnen schälen und entkernen
- ➢ Mit 1 EL Agavendicksaft in den Mixtopf geben
- ➢ 30 Sekunden / Stufe 6 pürieren
- ➢ Jogurt mit restlichen Agavendicksaft und Chiasamen in den Mixtopf geben und 15 Sekunden / Stufe 2 mischen
- ➢ 20 Minuten durchziehen lassen
- ➢ In ein Glas schichten
- ➢ Mit Basilikumblättern und Nüssen dekorieren

Punkte (pro Portion): 6

Nährwerte (pro Portion): 267 kcal, 35 g KH, 8 g EW, 9 g FE

8.5 Fruchteis

8 Portionen

Zutaten

- ➢ 400 g gefrorene Früchte (z. B. Himbeeren oder Erdbeeren)
- ➢ 2 frische Eiweiß
- ➢ 100 g Milch (1,5 %)
- ➢ 2 TL flüssiger Süßstoff

Zubereitung

- ➢ Beeren in den Mixtopf geben und 20 Sekunden / Stufe 10 zerkleinern
- ➢ Eiweiß, Milch und Süßstoff zugeben und 10 Sekunden / Stufe 6 verrühren
- ➢ Eis mit Spatel etwas zur Seite schieben, so dass der Rühraufsatz eingesetzt werden kann
- ➢ Rühraufsatz einsetzen und 2 Minuten / Stufe 4 cremig aufschlagen
- ➢ Sofort servieren

Punkte (pro Portion): 1

Nährwerte (pro Portion): 26 kcal, 4 g KH, 2 g EW, 0 g FE

8.6 Bananen-Basilikum-Eis

4 Portionen

Zutaten

➣ 300 g gefrorene Bananen (reif)
➣ 10 Blätter frisches Basilikum
➣ Schalenabrieb einer halben Limette
➣ 1 Banane (reif), in Stücken

Zubereitung

➣ Gefrorene Bananen in Stückchen, Basilikumblätter und Limettenabrieb in den Mixtopf geben, 10 Sekunden / Stufe 10 zerkleinern
➣ Frische reife Banane dazugeben und 5 Sekunden / Stufe 6 unterheben
➣ Sofort servieren oder für 15 Minuten tiefgefrieren

Punkte (pro Portion): 0

Nährwerte (pro Portion): 93 kcal, 21 g KH, 1 g EW, 0 g FE

9. Smoothies

9.1 Green Smoothie

2 Portionen

Zutaten

➢ 200 g kernlose Weintrauben (hell)
➢ 1 Gurke
➢ 1 Kopf Römersalat
➢ 100 ml Apfel-Direktsaft

Zubereitung

➢ Alle Zutaten zunächst grob zerkleinern
➢ In den Mixtopf geben
➢ Dann den Messbecher einsetzen und alles 60 Sekunden / Stufe 10 pürieren

Punkte (pro Portion): 2

Nährwerte (pro Portion): 115 kcal, 24 g KH, 3 g EW, 1 g FE

9.2 Kiwi-Bananen-Smoothie

2 Portionen

Zutaten

➢ 2 Kiwis
➢ 1 Banane
➢ 300 ml Orangensaft

Zubereitung

➢ Alle Zutaten in den Mixtopf geben und 1 Minute / Stufe 10 pürieren

Punkte (pro Portion): 4

Nährwerte (pro Portion): 127 kcal, 27 g KH, 2 g EW, 1 g FE

9.3 Frucht-Smoothie

3 Portionen

Zutaten

- ➢ 50 g Zucker
- ➢ 250 g Obst nach Wahl
- ➢ 400 g Maracujasaft

Zubereitung

- ➢ Zucker in den Mixtopf geben, 10 Sekunden / Stufe 10 pulverisieren
- ➢ Obst hinzufügen, 15 Sekunden / Stufe 6 zerkleinern
- ➢ Maracujasaft hinzugeben, 10 Sekunden / Stufe 5 mixen

Punkte (pro Portion): 8

Nährwerte (pro Portion): 173 kcal, 36 g KH, 3 g EW, 1 g FE

9.4 Rotkohl-Smoothie

6 Portionen

Zutaten

- ➢ 3 Rotkohlblätter
- ➢ 3 Äpfel
- ➢ 1 Banane
- ➢ 500 g Traubensaft
- ➢ 10 Eiswürfel

Zubereitung

- ➢ Rotkohlblätter waschen und in kleine Stücke schneiden
- ➢ Diese in den Mixtopf geben
- ➢ 1 Minute / Stufe 10 zerkleinern
- ➢ Mit dem Spatel vom Rand nach unten schieben
- ➢ Äpfel vierteln und entkernen, Banane schälen und halbieren
- ➢ Zusammen mit dem Traubensaft und den Eiswürfeln zu den Rotkohlblättern in den Mixtopf geben
- ➢ Nochmal 1 Minute / Stufe 10 pürieren
- ➢ In Gläser abfüllen und genießen

Punkte (pro Portion): 3

Nährwerte (pro Portion): 155 kcal, 36 g KH, 1 g EW, 0 g FE

9.5 Orangen-Ananas-Smoothie

2 Portionen

Zutaten

- ➤ 1 Orange (ca. 150 g)
- ➤ 150 g Ananas
- ➤ 1 TL Vanillezucker

Zubereitung

- ➤ Orange und Ananas schälen
- ➤ Von eventuellen Kernen befreien
- ➤ In grobe Würfel schneiden und Stücke in den Mixtopf geben
- ➤ Den Vanillezucker hinzufügen
- ➤ 30 Sekunden / Stufe 10 pürieren und direkt genießen

Punkte (pro Portion): 1

Nährwerte (pro Portion): 78 kcal, 17 g KH, 1 g EW, 0 g FE

9.6 Petersilie-Gurken-Smoothie mit Birnen

4 Portionen

Zutaten

- ➤ 1 Bund Petersilie
- ➤ 1 Bio-Salatgurke, mit Schale
- ➤ 3 Birnen, mit Schale
- ➤ Saft von 1 Grapefruit
- ➤ 500 ml kaltes Wasser

Zubereitung

- ➤ Petersilie, Salatgurke in Stücken, Birnen in Stücken und den Saft der Grapefruit in den Mixtopf geben
- ➤ Messbecher in den Mixtopfdeckel einsetzen
- ➤ 1 Minute / Stufe 10 pürieren
- ➤ Wasser hinzufügen
- ➤ 30 Sekunden / Stufe 10 pürieren

Punkte (pro Portion): 1

Nährwerte (pro Portion): 82 kcal, 18 g KH, 1 g EW, 1 g FE

9.7 Grünkohl-Orangen-Smoothie

2 Portionen

Zutaten

- ➤ 1 Handvoll Grünkohl
- ➤ 2 Orangen (ohne Kerne)
- ➤ 1 Kiwi
- ➤ ½ Glas Wasser
- ➤ 2 TL Agavendicksaft

Zubereitung

- ➤ Alle Zutaten in den Mixtopf geben
- ➤ 1 Minute / Stufe 10 mixen

Punkte (pro Portion): 1

Nährwerte (pro Portion): 106 kcal, 20 g KH, 4 g EW, 1 g FE

10. Tee

10.1 Holunder-Schwarztee

2 Portionen

Zutaten

➢ 440 g Wasser
➢ 60 g Holunderblütensirup
➢ 250 g Schwarztee, bereits fertig zubereitet

➢ 2 Gewürznelken
➢ ½ Zitrone, in Viertel geschnitten
➢ 1 kleine Zimtstange

Zubereitung

➢ Alle Zutaten in den Mixtopf geben
➢ 7 Min / 60 °C / Linkslauf Stufe 1
➢ Ggf. mit Honig süßen

Punkte (pro Portion): 1

Nährwerte (pro Portion): 101 kcal, 24 g KH, 0 g EW, 0 g FE

10.2 Ingwer-Tee

4 Portionen

Zutaten

➢ 1 Stück Ingwer, ca. 20 g
➢ 1½ l Wasser

➢ Saft einer halben Zitrone
➢ 30 g Agavendicksaft

Zubereitung

➢ Ingwer abwaschen und in den Mixtopf geben
➢ 6 Sekunden / Stufe 8 zerkleinern
➢ 1½ l Wasser in den Mixtopf geben
➢ 13 Minuten / 80 °C / Stufe 1 rühren
➢ Zitronensaft und Agavendicksaft hinzufügen
➢ 10 Sekunden / Stufe 3 durchrühren
➢ Ingwer-Tee durch ein Sieb in eine Teekanne gießen

Punkte (pro Portion): 2

Nährwerte (pro Portion): 23 kcal, 5 g KH, 0 g EW, 0 g FE

10.3 Hagebutten-Tee

6 Portionen

Zutaten

- ➤ Früchte von der Heckenrose (ganz, frisch oder getrocknet)
- ➤ Hagebuttenfrüchte
- ➤ 1½ l kochendes Wasser
- ➤ 1 Kaffeefilter
- ➤ Holunder - oder Rosensirup nach Geschmack

Zubereitung

- ➤ 1½ l Wasser im Wasserkocher vorkochen
- ➤ Eine Handvoll frische oder getrocknete ganze Früchte von der Heckenrose in den Mixtopf geben
- ➤ Messbecher aufsetzen
- ➤ Frische Früchte 5 Sekunden / Stufe 6, getrocknete Früchte 8 Sekunden / Stufe 6 häckseln
- ➤ Das kochende Wasser auf die Früchte in den Mixtopf geben, Messbecher aufsetzen und 20 Minuten / 100 °C / Stufe 2 kochen
- ➤ Durch einen Kaffee-Filter in einen geeigneten Behälter umfüllen
- ➤ Nach Geschmack süßen, z. B. mit Holunder- oder Rosensirup

Punkte (pro Portion): 0

Nährwerte (pro Portion): 3 kcal, 1 g KH, 0 g EW, 0 g FE

10.4 Malvenblüten-Tee

4 Portionen

Zutaten

- ➤ 1000 ml kaltes Wasser
- ➤ 7 TL Malvenblüten (getrocknet)
- ➤ 1 Orange, in Stücken
- ➤ Süßungsmittel nach Belieben

Zubereitung

- ➤ Das kalte Wasser und die Malvenblüten in den Mixtopf geben
- ➤ Kurz auf Stufe 4 durchmischen
- ➤ 15 Minuten / 60 °C / Stufe 1 erwärmen
- ➤ Süßungsmittel und Orange in Stücken zugeben
- ➤ Kurz auf Stufe 8 zerkleinern
- ➤ Durch ein feines Sieb in eine Thermoskanne abseihen

Punkte (pro Portion): 0

Nährwerte (pro Portion): 23 kcal, 5 g KH, 1 g EW, 0 g FE

10.5 Ingwer-Zitrone-Honig-Tee

4 Portionen

Zutaten

➢ 1 Stück Ingwer (3 cm)
➢ Saft einer Zitrone
➢ Akazienhonig nach Geschmack
➢ 1000 ml Wasser

Zubereitung

➢ Ingwerwurzel schälen und in Stücke schneiden
➢ Mixtopf mit 100 g Wasser auffüllen
➢ 3½ Minuten / 100 °C / Stufe 1 erhitzen
➢ Danach 10 Sekunden / Stufe 8 zerkleinern
➢ Die restlichen 900 g Wasser zugeben
➢ 6 Minuten / 100 °C aufkochen
➢ In eine Thermoskanne füllen und 20 Minuten ziehen lassen
➢ Die Ingwerstücke absieben, den Saft einer Zitrone zugeben und mit Akazienhonig süßen

Punkte (pro Portion): 0

Nährwerte (pro Portion): 10 kcal, 2 g KH, 0 g EW, 0 g FE

10.6 Erkältungstee

8 Portionen

Zutaten

- ➢ 10 g Ingwer, geschält, in Scheiben
- ➢ 1 TL Thymian
- ➢ 2 l Wasser
- ➢ 50 g Honig
- ➢ Saft einer Zitrone

Zubereitung

- ➢ Wasser im Wasserkocher aufkochen
- ➢ Ingwer 3 Sekunden / Stufe 8 zerkleinern
- ➢ Mit dem Spatel nach unten schieben
- ➢ Thymian und kochendes Wasser zugeben
- ➢ 12 Minuten / 100 °C / Stufe 1 kochen
- ➢ Wenn der Tee hochkocht, auf 90 °C reduzieren
- ➢ Nach 12 Minuten auf ca. 60 °C abkühlen lassen
- ➢ Honig und Zitronensaft zugeben
- ➢ Noch 10 Sekunden / Stufe 3 unterrühren
- ➢ Absieben und servieren

Punkte (pro Portion): 1

Nährwerte (pro Portion): 21 kcal, 5 g KH, 0 g EW, 0 g FE

10.7 Himbeer-Tee-Smoothie

2 Portionen

Zutaten

- ➢ 150 g tiefgefrorene Himbeeren
- ➢ 75 g Äpfel
- ➢ 200 g Grüner Tee, aufgebrüht, möglichst abgekühlt
- ➢ 25 g Zucker
- ➢ 5 g Zitronenmelisse, frisch, abgezupft

Zubereitung

- ➢ Tee zubereiten und abkühlen lassen
- ➢ Himbeeren, Äpfel, Tee, Zucker und Zitronenmelisse in den Mixtopf geben
- ➢ 2 Minuten / Stufe 10 pürieren und sofort servieren

Punkte (pro Portion): 3

Nährwerte (pro Portion): 144 kcal, 33 g KH, 1 g EW, 1 g FE

www.ingramcontent.com/pod-product-compliance
Lightning Source LLC
Chambersburg PA
CBHW080601030426
42336CB00019B/3288